WAC BUNKO

「コロナうつ」かな？

そのブルーを鬱にしない

和田秀樹

JN033895

WAC

まえがき

ステイ・ホーム期間中、家に閉じこもっていて、気分がブルーになることはありませんでしたか。

家に閉じこもっていれば、誰でも多少はブルーな気分になりますよね。

ときどきブルーな気分になったというのであれば、自然なことだと思います。でも、ステイ・ホーム中に、ずっとブルーな気分が続いていたとしたら、「うつ病」の一歩手前の「うつ状態」だったかもしれません。

新型コロナウイルスは、私たちの生活を大きく変えました。朝起きて、電車に乗って会社や学校に行き、会社や学校が終わってから、少し遊んだりお酒を飲んだりして、家に帰ってきて眠る。そんな当たり前の生活ができなくなりました。生活の変化に大きなストレスを感じているのではないでしょうか。

それに加えて、新型コロナウイルスに感染するのではないかという心配、身近な人がウイルスで亡くなってしまうのではないかという不安など、心理的にも大きな影響があったのではないかと思います。

もともと会社や学校に行くのが嫌《いや》だったという人は、会社や学校が再開したことによって、かえってブルーな気分になってしまったかもしれませんね。

経済的不況が今後長く続くと予想されていますから、この先のことを考えると、ブルーになってしまう人もいるでしょう。

コロナ・ブルー、アフターコロナ・ブルーを放っておくと、深刻なうつ病になってしまうかもしれません。

日常生活のなかで、ブルーな気分になることは誰にでもありますが、早めのケアをして、うつ病にまでしないことが大切です。

今後は、新しい生活様式が求められています。新型コロナウイルスから身を守るために、ある程度の制約は必要になるでしょう。でも、あまりにも不自由な生活では、心がダメージを受けてしまうこともあります。体を守るだけでなく、自分の心も守ってあげましょう。

この本では、新型コロナ禍でのブルーな気分をうつ病にしないために、また感染症学者だけでなく精神科医からのコロナ対策への提言も必要だと思って、処方箋を書いてみました。感染症学者の言うことだけがコロナ対策ではありません。この本を通じて、ウィズコロナを生き抜くために、みなさんの気持ちを少しでも軽くすることにつながれば、著者として嬉しいかぎりです。

令和2年7月

和田秀樹

「コロナうつ」かな？　そのブルーを鬱《うつ》にしないで　目次

第3章 「うつ」の正体を知りましょう

第4章 今すぐできること、しなくていいこと

取材協力／加藤貴之
編集協力／白石泰稔
装幀／須川貴弘（ＷＡＣ装幀室）

序章

「ステイ・ホーム」で本当に良かったの？

「うつ状態」は「うつ病」の前段階

誰でも、何かのきっかけで、気分が沈み、ブルーな気分やうつ状態になることはあります。しばらくすると自然に回復することも多いのですが、気分の落ち込みから回復しないことがあります。

それが「うつ状態」と呼ばれるものです。

「うつ状態」は、他の「うつ病」の症状がない場合は「うつ病」の前段階のようなもので、放置しておくと、「うつ病」に至ってしまうこともあります。

ステイ・ホームの外出自粛は、うつ病の前段階の「うつ状態」や、もう一歩手前の「コロナ・ブルー」を生み出してしまいました。

コロナに感染しないためにステイ・ホームが求められましたが、残念ながら、ステイ・ホームはブルーな気分を長引かせてしまう要因でした。

うつ病は、幸せ感や精神の安定感を生む神経伝達物質である「セロトニン」と関係していると考えられています。セロトニンの量は、加齢によって減少していきますが、日光を浴びる機会が減ると減少してしまう特徴もあります。外に出る機会が減って、日光を浴びなくなると、セロトニン量が減少し、幸せ感や気持ちの安定感が減退して、ブルーな気分になりやすいのです。

外に出て日光を浴びないと、メラトニンという睡眠物質が減ることもわかっています。

外に出て日光を浴びながら、ある程度の活動をするからメラトニンが出て、夜になると眠れるのですが、ステイ・ホームで活動や運動が制限されてメラトニンも減ってしまった可能性があります。

メラトニンが減ると不眠につながっていきます。

ある程度のステイ・ホームはやむを得ないにしても、過度なステイ・ホームは、セロトニンやメラトニンの分泌を減らすことにつながり、ブルーな気分を助長させてしまったのではないかと考えられます。

なかには、ブルーな気分が「うつ状態」や「うつ病」にまで進んでしまった人もいるかもしれません。

あなたは、どうだったでしょうか。つらい気分が続いていませんか。眠れていますか。

ステイ・ホームで気分転換もできなかった

気分が沈んでも、うまく気分転換できれば、うつ状態を脱することもできたでしょう。

でも、「密」になるという理由でスポーツジムも閉鎖、カラオケボックスも閉鎖で、気分転換もできませんでしたよね。喫茶店で仲の良い人とおしゃべりすることも、ままなりませんでした。

「せめて買い物くらいは行きたい」と思っても、「買い物の回数を減らしてください」と言われました。家族と一緒に買い物に行って気分転換したくても、「買い物は、できるだけ1人で来てください」とも。

さらには、「買うものを決めて来てください」とまで言われて、「何にしようかな？」と選ぶ楽しみすら奪われてしまいました。

スーパーに1人で行って、入り口で手を消毒し、紙に書いた必要な商品だけをさっと手に取り、いったん手に取った商品は棚に戻さず、買い物カゴに入れる。買い物中は誰とも話をせず、ソーシャル・ディスタンスで1メートルくらい離れてレジ前に並んで、お金を払って家に戻ってくる。

これでは、買い物の楽しみなんて何もありませんよね。

ただでさえ、家に閉じこもっていてブルーになりがちなのに、買い物の楽しみすら奪われてしまって、ブルーな気分が回復しにくかったのではないでしょうか。

コロナは私たちの心に大きな影響を与えました。全国の「いのちの電話」へのコロナ関連相談が今年（2020年）の3月〜4月に大幅に増加したと報道されています。

また、3月に全国の配偶者暴力相談支援センターに寄せられたDVに関する相談は、前年同月比で、およそ3割増えたと公表されています。

コロナで多くの人がブルーに

コロナによって、ブルーな気分が、うつ状態やうつ病にまでつながってしまった人は少なくないと見られます。

ところが、私たち精神科医のところに来る人が増えたのかというと、まったく逆でした。精神科の待合室は閑古鳥状態。新型コロナウイルスへの感染を恐れて、病院に来る人は激減してしまいました。

これは、精神科に限ったことではなく、どの科の病院も患者さんの数は大幅に減少しています。

「病院に行くと、コロナに感染するのではないか」「電車に乗ると、コロナに感染するのではないか」と心配して、受診を減らしてしまったのです。

日本病院協会等の「新型コロナウイルス感染拡大による病院経営状況緊急調査（追加調査）」によれば、コロナ禍で病院経営は、かなり苦しいものとなりました。

コロナ患者を受け入れた病院のうち、2020年4月に赤字になった病院は78・2％。前年4月の時点では54・6％でしたから、20％以上増えています。コロナ患者を受け入れなかった病院でも、2020年4月の赤字病院は62・3％。前年4月が41・8％ですから、こちらも20％以上増えています。多くの人が受診を抑制していた実情が表れています。

コロナはブルーな気分を生み出し、メンタルヘルス問題のリスクを高めました。それなのに、精神科医や心療内科医への受診は抑制されてしまい、早期発見・早期治療という重要なことができなくなってしまいました。

どんな病気もそうですが、いちばん良いのは、病気にならないように予防すること。次に良いのは、早期発見・早期治療です。症状が重くなってからでは、治療が難しくなります。

日本国内は自粛一色で、メンタルヘルスの問題はあまりクローズアップされていませんでした。

しかし国連は、メンタルヘルス問題を考慮したレポートを出しています。新型コロナウイルスのパンデミックが起こったことで、孤立、不安、失業などから、うつ病や不安障害などメンタルヘルス問題を抱える人が増えているのは世界的な現象です。

日本では死者数はかなり抑えられていますが、世界では新型コロナウイルスで死亡する人が非常に多く、家族の死を経験した人たちは非常につらい思いを抱えています。また、医療関係者は新型コロナウイルスへの感染に気をつけながら患者対応に当たるという大変な仕事をしています。対応している患者が次々と亡くなっていくのを見た医療関係者もいます。

こうした人たちは、メンタルヘルスの問題を抱えることが多いので、その対応が必要とされています。

また、どの国にも一人暮らしの人は多く、家族にも会えず、友達と会うこともできず、孤独を強《し》いられています。コロナ禍で、ブルーな気分、うつ的な気分に苦しんでいる人がたくさんいるのです。

「コロナ引きこもり」「コロナ離婚」「コロナDV」……

ステイ・ホームがきっかけで、外に出て行かなくなり、家の中に閉じこもってしまう「コロナ引きこもり」になってしまった人もいるのではないでしょうか。

もともと出不精の傾向のあった人にとっては、コロナを理由に、ずっと閉じこもっていることもできました。「出かけるのは面倒くさい」という気持ちが強くなって、そのまま引きこもりになってしまったかもしれません。

コロナをきっかけに離婚が増えたという報道もありました。

普段、夫は会社に行っていて、四六時中顔を合わせなくて済んでいました。でも、ステイ・ホームで、夫はずっと家の中にいます。お互いのちょっとした行動も目に入ります。

妻は、夫が家の中でゴロゴロしていて、家事の手伝いも何もしないので、うっとうしく思えてくる。昼食までつくらなきゃいけないのは非常に面倒くさい。おいしそうに食べてくれるのならまだいいけれども、何も言わずに、ただ食べるだけ。「おいしかった」とか「明日は、オレがつくろうか」などとは一言も言わない。そんな夫の姿を見ているだけで、イライラしてきます。

夫は夫で、散らかっていても片づけもしない妻にイライラしてくる。つい、「散らかっているから、片づけてくれよ」と言うと、妻は「それなら、あなたが片づければいいじゃないの」と言う。夫は、「オレは今、仕事中なんだよ」と言い返す。こうなったら、もう言い争いは止まらなくなります。

お互いにイライラが募ってきて、心理的な不和が大きくなり、夫婦喧嘩も多くなって離婚に至ったりするわけです。つい手が出てしまうＤＶに至ったケースも、あるかもしれません。

コロナ前までは、四六時中顔を合わせていないことが夫婦関係をうまく保たせていました。ステイ・ホームによって四六時中顔を合わせていると、夫婦喧嘩は多くなります。

おそらく、セロトニン不足も関係しているはずです。

家に閉じこもっていて日光を浴びなくなると、セロトニンが減ってきます。セロトニンが不足すると、不安感が増したり、イライラ感が増したりします。

幼児や小学生など、小さな子供のいる家庭では、家にいると子供が近寄ってきて、仕事の邪魔をされたりしたかもしれませんね。かわいいと思っている子供でも、仕事の邪魔をされるとイライラ感が募ったのではないでしょうか。

セロトニンが十分に満たされているときなら、「まあ、子供のやることだから仕方がない」と思えたりするのですが、セロトニンが不足していると、「いい加減にしてよ。仕事の邪魔をしないで！」という気持ちになって、イライラ感のほうが上回ってしまいます。

新型コロナウイルスに感染した人への、集団でのいじめのようなものも起こりました。コロナの治療に当たっている医療関係者がいわれのない嫌がらせを受けたり、その子供たちが遠ざけられたりすることも起こりました。

ひどいケースになると、東京などへの行き来をしているトラック運転手の子供が、小学校から自宅待機を求められ、入学式や始業式に出られなかったというニュースもありました。

一生懸命に治療に当たっている人や、経済活動を支えてくれている人たちへの差別や嫌がらせなど、「コロナいじめ」の問題も深刻でした。

「コロナが怖い」という気持ちもあったとは思いますが、世の中のみんながイライラ感を募らせ、ストレスが溜《た》まっていたことも、「コロナいじめ」につながってしまった大きな理由の1つでしょう。

感染症学者の言うことを聞いていたら確実に免疫力が下がる

コロナ対策においては、免疫学者たちが「とにかく外に出ないで、家にいてください」と繰り返し主張していました。

うつ病になりやすいタイプの人は、真面目で、人の言うことを素直に聞きます。「ステイ・ホームしてください」と言われて、その要請を守ったはずです。

テレビでは、外出している人たちの映像を撮影して、「ステイ・ホームを守れない人」

という言い方がされ、悪者のようなレッテルを貼られました。コメンテーターの人たちも、「守れない人がいるんですよね」などとコメントしていました。

「守れない人」というのは、「感染症学者の言うことを守れない人」であって、「精神科医の言うことを守れない人」ではありません。

私を含め、われわれ精神科医のなかには、精神的な病気を予防するために、過度な自粛に警鐘を鳴らしてきた人もいます。人は、外に出て、太陽を浴び、息抜きをしないと神経伝達物質が減少し、精神疾患になってしまうことがあります。

過度な自粛で経済活動がストップすれば、失業者が増えて、うつ病になる人が増え、自殺者も増大する可能性があります。新型コロナウイルスによる死亡も防がなければなりませんが、自殺による死亡も防がなければなりません。

ところが、政府もマスコミも、感染症学者の主張しかとりあげませんでした。ステイ・ホームというのは、一部の医学者が言っているだけであって、医学界の総意ではありません。

感染症学者の言うことだけを聞いて、過度の自粛生活を続けていたら、うつのリスクは高まってしまいます。

過度な外出自粛は体にも心にも毒

「みんな自粛に耐えている。それができないのは、モラルのない人や精神の弱い人」という見方の人もいたかもしれません。

でも、精神の弱い人とは何でしょうか。

「うつ病は精神の弱い人がなる」と思っている人もいるようですが、それはまったくの誤解です。

運動部で鍛え抜いてきた人や、目標を見定めて真面目に勉強や仕事に打ち込んできた人など、周りの人から「あの人は精神力が強い」と思われているような人が、うつ病になることは少なくありません。

うつ病になりやすい人は、次のような特徴を持っています。

チェックシート

- □ 我慢強い
- □ 責任感が強い
- □ 仕事熱心
- □ 頑張り屋
- □ 生真面目でストレスを溜めやすい
- □ 問題を一人で解決しようとする
- □ 人一倍周囲に気を遣う
- □ 几帳面

さて、あなたは、このような特徴・傾向がありませんか？

コロナ自粛のなかでどんな行動をしたかで、ある程度、自分の傾向がわかるかもしれません。仕事熱心な人は、コロナの不安を抱えながらも、電車に乗って出社して一生懸命に働いたかもしれませんね。

医療関係者やライフライン関係者は、使命感や責任感の強い人が多いため、「今こそ頑張らなきゃ」と思ってオーバーワークになっても働き続けていたのではないかと思います。でも、無理が重なっていたのではないでしょうか。今の体調は、大丈夫ですか。

一方、ステイ・ホームを求められた人のなかで、真面目で責任感の強い人は、国の自粛要請を守り抜き、外出を極力控えて、家の中に閉じこもっていたと思います。息抜きができなくても、我慢しましたよね。

周囲に気を遣《つか》い、「人にうつしてはいけない」という責任感が強いので、必要最小限の外出の際も、マスクをして、ソーシャル・ディスタンスを取り、人との接触を避け、会話もせずに買い物を済ませたりしたことでしょう。

几帳面なタイプですから、家に帰ってきたら、きちんと手を洗い、着替えをして、少しでもコロナ感染のリスクを減らすために頑張ったと思います。

忍耐強い人なので、「あと1カ月頑張ろう」「もう1カ月頑張ろう」「解除されるまでは、我慢しよう」と考えて、頑張り続けました。

ただ、こういったことをずっと続けていたら、ストレスは溜まり、気分はどんどんブルーになっていきます。うつにつながってしまってもおかしくはありません。

自宅でできる趣味を持っていて息抜きを楽しんだ人はいいですが、そうでない人は、2カ月くらいの自粛期間でかなりのストレスを溜め込んでしまったのではないかと思います。つまり、過度な外出自粛は心には毒なのです。もちろん運動不足は生活習慣病の重要な原因でもあります。

日々の「当たり前の生活」を取り戻しましょう

コロナの自粛期間中には、多くの人が無理を重ねたはずです。緊急事態宣言も解除されたわけですから、無理な生活をやめて、当たり前の生活を取り戻すことが大切です。

朝起きて、太陽の光を浴びましょう。テレワークの人は、少し外に出て、新鮮な空気を吸って、それから自宅に戻って仕事を始めましょう。

出勤の人は、時差出勤の人もいるかもしれません。時差出勤をする場合も、毎日、時間帯を変えるのではなく、一定の時間に出勤するようにして、生活リズムをつくっていきましょう。

テレワークの人も、出勤の人も、仕事が終わって息抜きをしたいときには、可能な範囲で息抜きを楽しんでください。

土日には、家族や恋人と出かけて、ショッピングを楽しみましょう。

そういう「日々の当たり前の生活」に戻していくことが、心の健康を保つベースです。

もちろん、以前の生活とまったく同じにはできないでしょうが、コロナに気をつけながら、以前と同じような生活をすることはできるはずです。

ステイ・ホーム中は、生活リズムが乱れ、夜眠れなくて、昼間にゴロゴロとしていた人もいるかもしれません。でも、昼間にゴロゴロしている生活はブルーな気分を強めてしまいます。

まずは、日常のリズムを取り戻すこと。朝起きて、昼に活動して、夜に寝る。そのリズムを取り戻すだけで、ブルーな気分、うつ的な状態からある程度回復できます。

ただし、仕事や学校生活に関しては一気に前の生活に戻すと、体がついていかずに疲れてしまうこともあります。また、うまくいかないと感じることも落ち込みの原因になります。

夏休みのあとに学校に行くのがつらいように、2カ月も3カ月も在宅勤務をしていた人は、体が慣れていないために、電車に乗って通勤するだけでも疲れが出てきます。実際、自粛明けには、多くのビジネスパーソンが「疲れた」とこぼしています。

いきなり戻すのは大変ですから、徐々に慣らしていくことが大切です。あまり自分にプレッシャーをかけるのは良くありません。

◆自宅での日常生活は早く元の状態に戻す。
◆仕事や学校生活は、ゆっくりと慣らしていく。

それが、ブルーな気分から元気を回復するために大切なことです。

第1章

「コロナうつかも?」と心配する前に

「コロナ」の前後であなたは変わりましたか？

「何も変わらなかった」という人は、ほとんどいないだろうと思います。「自粛」「ステイ・ホーム」「リモート・ワーク」などで、いろいろな変更を求められました。ショッピングのスタイルまで、変えざるを得なくなりました。

「激変しました」という人もたくさんいるはずです。飲食店で働いている人、芸能関係者、イベント関係者、旅行業界、ホテル業界の人などは、まったく仕事がなくなってしまって、ガラッと変わってしまったかもしれませんね。

変わったのは、環境だけではないはずです。心理的にもかなり大きく変わったのではないでしょうか。

「雇い止めになるんじゃないか」「会社が潰れるんじゃないだろうか」「今後どうやって生活していけばいいんだろうか」「これから生きていけるんだろうか」と、心配や不安感が強まった人も多いでしょう。

リモート・ワークは、会社に行かなくて済むので気持ちは楽かもしれませんが、オンラインでの会議のやり方に慣れず、ストレスでイライラした人もいるだろうと思います。回線の状況によっては、通信が途切れたり、会話に遅れが出たりして、それも大きなストレスだったかもしれません。

大学生もオンライン授業に戸惑って、ストレスを感じていたようです。学生の側は、オンライン授業に適応できる状態ですが、教授が古いタイプの人だと、うまく授業を行えません。

大教室で一方的な講義をしてきた教授は、一人ひとりのサポートをすることに慣れていないため、学生たちの個々の要望と合いません。課題を出しすぎたり、学生に無理難題を強いて、ストレスを与えてしまった人もいます。

リモート・ワークやオンライン授業は、うまく使える人にとってはとても便利ですが、上司と部下、教師と生徒のどちらかがうまく使えないと、かなりのストレスを生んでしまいます。

リモート・ワークによって身だしなみを気にしなくなった人も、たくさんいます。

ヒゲも剃らずにリモート会議に出る人や、化粧をしなくなった女性もいると聞きます。マスク着用の影響もあり、口紅の売上げは大幅に落ちたと報道されています。化粧品は全般的に大きく売上げが減ったようです。

働いている女性の場合は、朝起きて、決まった時間に化粧をし、仕事用の服に着替えることで、生活のリズムが整えられていたかもしれません。自宅にこもりっきりで身だしなみを気にしなくなることも、生活にメリハリができずに、心の不調の深刻化につながることがあります。

コロナで、生活、仕事、学業、身だしなみ、心理状態など、多くのことがすっかり変わってしまったのではないでしょうか。

睡眠時間、食事量、運動量は十分ですか？

新型コロナウイルスの自粛期間中に、睡眠時間、食事量、運動量は変わりましたか。それとも、自粛期間が明けてから、変わりましたか。

「コロナ前と変わっていませんよ」という人は、まず大丈夫です。コロナうつの可能性は低いと言っても良いでしょう（コロナ前から生活習慣が乱れていて、コロナ後も変わらず乱れているという人は別ですが）。

コロナ前と変わらず、規則正しい生活を続けることができていた人、できている人は、心配はいりません。

うつ病の診断基準は、１１２ページで示しますが、睡眠状態の変化、食欲の変化として現れることが少なくありません。

毎日眠れない状態が続いたり、逆に眠りすぎてしまったり。早朝、目が覚めて、それから眠れなくなったり、いろいろな睡眠の変化が伴うことがあります。

また、食欲がなくなって体重が減少したり、逆に食欲が増えすぎて体重が増加したりします。

それらの身体的な変化とともに、気分が一日中ずっと憂うつで、何に対しても興味が湧かず、いっさい喜びも感じない状態が続くときに、うつ病と診断されます。

あなたのコロナ自粛期間中の睡眠時間、食事量はどうでしたか。また、今の睡眠時間、食事量はどうですか。「前と変わった」と感じることがありますか。

変わったと感じなければ、大丈夫です。

本来は、運動量もチェックしたほうが良いのですが、人目を気にして、屋外でのウォーキングもできなかったという人もいることでしょう。スポーツジムが感染しやすい場所とされ、閉鎖されたところがたくさんありました。ジムに通っていた人は、通いたくても通えない状態でしたから、運動量が落ちたはずです。

様々な自粛によって、運動量が減ってしまっていると思いますので、少しずつ運動量を取り戻していきましょう。

睡眠時間が十分で、食事をきちんととっていて、適度な運動をしていれば、アフターコロナのうつの予防になります。

巣ごもり中に楽しいことを見つけられましたか?

楽しいことを見つけられた人は、うつ病になっていない可能性が高いと思います。

オンライン飲み会の「主」のようになって、飲み会を毎日のように楽しんだという人もいると聞きます。自宅で手頃なお酒を飲んでいればお金もそれほどかかりませんし、眠くなったら、そのまま寝てしまうこともできます。

おつきあいでオンライン飲み会に参加した人はともかく、自ら声をかけてオンライン飲み会を主催した人は、巣ごもり中でも、今までどおり、夜の時間を楽しんだことでしょう。

ゲームを楽しんだという人もいますよね。ゲームは、やり始めると止まらなくなる場合もあり、ゲーム漬けになってしまった人もいるかもしれません。

『フォートナイト』というゲームが世界的に大人気となり、リアルタイムイベントには世界中の１２００万人が同時接続したと報道されています。日本国内では、コロナに関連した『密です』というゲームが反響を呼びました。

ゲームは、依存性が出てくると別の問題がありますが、息抜き程度のゲームであれば、巣ごもりを楽しむのには、ちょうど良かったでしょう。

運動不足を解消するために、室内で、ゲーム感覚で運動をした人もたくさんいたようです。自粛期間中に任天堂スイッチ用の『リングフィット　アドベンチャー』が人気だったと報道されています。

今は、ユーチューブやネットフリックスやアマゾンプライムなど、ネット上でたくさんの映像を見ることができます。巣ごもり期間中には、ネットフリックスの契約者が急増して最高益になったというニュースもありました。多くの人が、映像を楽しんだのではないかと思います。

落語のネット上でのライブ配信もあり、投げ銭の電子決済で楽しんだ人もいます。落語の寄席の場合、200〜300席くらいですが、ライブ配信は1万人以上が見たものもあるようです。巣ごもりを契機に、ネット上で気軽に落語を楽しめたという人もいるのではないでしょうか。

巣ごもり期間中に、ずっと好きな音楽を聴いていたという人もいるでしょう。音楽活動をしている人のなかには、他の場所の人とオンライン・セッションで音楽を楽しんだ人もいるようです。リモート合唱というのもあったと聞きます。

巣ごもりを笑い飛ばすかのように、巣ごもりを替え歌にして楽しむ動画も、ネット上ではたくさん流れていました。海外でも「quarantine（隔離）」を楽しむ歌がネットでたくさん流れました。

巣ごもり中に、自宅の断捨離をした人も多いようです。そのため、自治体のゴミ収集車が大変だったというニュースもありました。

ここに挙げたのは一例ですが、外出できなくても、巣ごもりしながら楽しいことを見つけて、それを楽しんだという人は、ブルーな気分がうつ病にまで至っている可能性は低いと思われます。

うつ病の診断基準の1つに、「興味または喜びの喪失」というものがあります。興味の湧くこと、喜びの湧くことを見つけて楽しんでいた人は、うつ病の心配はあまりしなくてもいいでしょう。

あなたの家族や友人に変化はありましたか？

あなた自身がコロナうつにならないことも大事ですが、家族や友達もなってもらいたくないですよね。
あなたの家族や友達に変化が起こっていないか、少し観察してみましょう。
こんなことに気づいたら、声をかけて、話をしてみましょう。

チェックシート

□コロナ前と比べて、元気がないように見える
□コロナ前と比べて、表情が暗い
□体調が悪いようなことを言っている（疲れた、だるい、体のどこかが痛い）
□家事をやりたがらなくなった
□家事の能率が落ちているように見える
□仕事に行きたくないと言っている
□ミスが続いているようだ
□コロナ前はよく話をしていたのに、口数が少なくなった
□コロナ前はつきあいが良かったのに、人とのつきあいを避けたがっている

□遅刻や欠勤が増えた
□コロナ前は趣味やスポーツを楽しんでいたのに、自粛が開けても外出しなくなった
□お酒を飲む量が増えたようだ
□夜中に目が覚めるようになったり、ものすごい早朝に起きるようになった

お子さんの場合は、こんな症状として出てくることもあります。

チェックシート

□コロナを非常に恐れている
□朝、起きてこなくなった
□起きても、着替えをしなくなった
□「頭が痛い」「お腹が痛い」とよく言うようになった
□お菓子を食べる量が減った（逆に、お菓子を食べすぎるようになった）

□「買い物にも行きたくない」と言っている
□好きなはずのゲームも、あまりやらなくなった
□夜中に目が覚めるようになったり、ものすごい早朝に起きるようになった

高齢のご家族の場合は、次のような変化が見られるかもしれません。

チェックシート

□物忘れが多くなった
□着替えをしないで同じ服をずっと着るようになった
□お風呂にあまり入らなくなった
□買い物などの外出もしなくなった
□あまり食べなくなった
□同じようなものばかり食べるようになった
□夜中に目が覚めるようになったり、ものすごい早朝に起きるようになった

コロナの自粛期間の頃から、こうした症状の多くが見られるようになったとすれば、コロナうつの可能性があります。

まずは、声をかけて、話を聞いてみてください。つらい思いを抱えているかもしれません。

症状が気になるときは、精神科や心療内科のお医者さんに連れて行ってあげてください。専門家に診《み》てもらって、判断してもらったほうが確実です。

公園で遊ぶ人たちをどう思いましたか？

コロナの自粛期間中は、「自粛警察」という言葉が話題になりました。

営業している店を見つけては、貼り紙をして、営業自粛を促すといった形で、実質的には無理やり営業をやめるように追い込むような例も報道されました。

都道府県から自粛要請を受けたパチンコ店が営業を続けているのを見て、パチンコ店まで行って店に入る人をスマホで撮影するなど、監視するような動きもあったようです。

なかには、散歩をしている人や公園で遊んでいる人たちに対してまで、白い目を向ける人もいました。小さな女の子がマスクをつけずに遊んでいたら、見知らぬおじさんが「マスクはどうした?」と怒鳴りつけたという話も出ています。

自粛警察の人たちは、うつ病とはほど遠いと思われるかもしれませんが、実はこういう人たちほど、うつ病のリスクを抱えている可能性があります。なぜかというと、「かくあるべし」という思考が強いと考えられるからです。

うつ病になりやすい人は、「かくあるべし」という自分の価値観や理想像にこだわり、そこから外れていると、不安や苦しさや怒りを感じてしまいます。

たとえば、「ノルマは絶対にこなさなければいけない」「仕事には1つもミスがあってはいけない」という考え方の人は、それができなくなった自分とのギャップを感じて、つらい気持ちになったりします。挫折感を味わいやすいとも言えます。

そういう状態が続くと、「自分はなんてダメな人間だろう」「自分はもうダメだ」「何をやってもうまくいかない」と自分を追い込む方向に気持ちが動いてしまいます。「かくあるべし」思考が少ない人は、そこまで落ち込むことはありません。「ノルマなんて、達成できないことだってあるよね」「ミスはしちゃいけないけれど、人間だから、ミスはあるよね」と思っている人は、自分がノルマを達成できなくても、ミスをしても、それほど落ち込まないか、一時的には落ち込みがあっても、やがて回復していきます。

コロナ禍においては、「かくあるべし」思考の人は、自粛を求められて「ステイ・ホーム」と言われると、それが絶対的な規則であると考えて、「家から一歩も出ないことがいいことだ」「誰とも接触しないようにすべきだ」と考えてしまったりします。

宅配便の人が来て玄関のところで会話をしてしまったことで、「会話をしてしまった。失敗した。もし、あの人がコロナだったら」と考えて不安になったり、落ち込んだりします。宅配の人がマスクをつけていなかったりすれば、腹が立ってきます。そうやって、自分で自分を不安に追い込み、イライラや怒りを募らせて、苦しい状態をつくってしまいます。

「かくあるべし」思考が強い人は、理想とのギャップで自分を追い込んでしまう傾向があります。

あなたは「かくあるべし」思考が強いほうでしょうか。

ステイ・ホーム期間中に、散歩をしている人や公園で遊んでいる人を見てどう思いましたか。「あれは良くない」「間違っている」と感じた人は、「かくあるべし」思考が強めの傾向があるかもしれません。

「散歩くらい、いいんじゃない」「子供はずっと家の中にいると、ストレスが溜まっちゃうわよね。たまには公園で遊ばないとね」と感じた人は、「かくあるべし」思考はそれほど強くないと思われます。うつ病になることをあまり心配しなくても大丈夫です。

日々のニュースを見て、どう感じましたか?

コロナの自粛期間中、テレビは毎日、コロナのニュースばかりでした。朝から晩まで、どのテレビ局を見ても「コロナ」「コロナ」でしたね。

コロナの怖さを煽《あお》るようなワイドショーもありました。コメンテーターたちが「ニューヨークのようになる」「イタリアのようになる」と言っているのを聞けば、誰だって不安になってしまいます。

もちろん、新型コロナウイルスで亡くなる人もいますから、なめてかかるわけにはいきませんが、少なくとも日本ではインフルエンザなど他の病気と比較して死亡率を見ると、それほど怖い病気というわけではないようです。

治療薬がないのが難点ですが、治療薬が開発され、ある程度有効とわかれば、「普通の病気扱い」されるようになるのではないでしょうか。

でも、テレビで「新型コロナは、普通の病気です」「それほど怖い病気ではありません」などと言っていたら、ニュースになりません。報道するにしても、1分で終わってしまいます。「怖い」「怖い」と言わなければ、1時間も2時間も、コロナをテーマにワイドショーをつくることはできないという事情もあるのでしょう。

「怖い」というイメージを必要以上につくりだすテレビの情報に日々接していれば、不安にさせられて、ブルーな気持ちがいっそう強くなってしまうのも無理のないことです。

実際、コロナはどのくらい怖いのでしょうか。

慶應義塾大学病院が2020年4月中旬に、新型コロナウイルス感染者以外の患者67人に対して、コロナに感染しているかどうかを調べる検査を行ったところ、約6%の人がPCR検査で陽性でした。このデータを東京都の人口に当てはめてみると、約80万人の感染者数となります。東京都の死者数は約300人でした（調査当時）。感染者中の死者数が0・04%くらいの病気を、どの程度の怖い病気と見なすかです。

厚生労働省が行った抗体検査では、東京都は0・1%、大阪府は0・17%という抗体保有率でした。ソフトバンクが社員らに行った抗体検査では、0・43%、同社の医療関係者に限ると、1・79%だったと発表されています。

抗体保有率が一番低く出た0・1%で計算してみると、東京都は人口1400万人中、1万4000人が過去に感染していたことになります。抗体保有者に対して死者数は2・1%程度です。

いろいろな調査データが出てきており、バラツキが大きいので判断が難しいのですが、致死率は０・04～２・１％といったところでしょうか。

一般的に言えば、それほど怖い病気ではないと言えるのではないでしょうか。それなのに、テレビは「怖い」「怖い」ばかりで、みんなが不安になってしまいました。コロナのニュースを見るたびに、ブルーな気持ちが強まっていった人も少なくないはずです。

新型コロナウイルスによる日本国内の死者数は１０００人弱です（２０２０年6月24日時点）。一方、経済・生活問題で自殺する人は、毎年４０００人前後。多い年には、８０００人以上になっています。ステイ・ホームで、経済活動を止めてしまうほうが、経営破綻する企業経営者や個人事業主、失業者、生活困難者を増大させて、自殺者を増やしてしまう可能性があります。

ステイ・ホームは、コロナのリスクは減らしますが、うつ病や自殺のリスクは増やしてしまいます。コロナ自粛に伴う自殺者も「コロナ関連死」と言っていいでしょう。

一人飲みばかりしていませんでしたか？

自粛期間中は、飲食店は夜7時以降に酒類を出してはいけないとされていました。7時までは酒類を出して良いことにして飲食店に配慮したのかもしれませんが、7時までというのはアルコール依存のリスクを高めてしまう可能性のある設定です。

飲食店で7時まで飲んでいた人は、エンジンがかかる頃にお酒を飲めなくなって家に帰りますから、家でお酒を飲みます。自宅で一人飲みするほうが、アルコール依存のリスクを高めてしまいます。

酒類販売のカクヤスは、コロナの自粛の関係で、業務用の販売が大幅減少した一方で、家庭用が大きく伸びたと報道されています。同社の2020年5月の売上高は、業務用が75・9％減だったのに対して、家庭用は45・9％増です。多くの人が家飲みをしたことがわかります。

オンライン飲み会など、仲間との飲み会を自宅で楽しんだ人もいますが、一人飲みをした人も多かったはずです。これはアルコール依存のリスクを高めます。また、うつ病の人が自宅で一人飲みをすると、うつの症状が悪化するリスクがあります。

ステイ・ホームで時間が自由に使えますから、夜に飲み始めて朝まで飲むとか、昼間からお酒を飲むこともできてしまいます。常にお酒を飲んでいないとイライラする状態になったら、ほぼアルコール依存症です。

1カ月間の一人飲みであればアルコール依存症のリスクはまだ抑えられますが、2カ月〜3カ月の一人飲みは、アルコール依存症のリスクがどんどん高まっていきます。ステイ・ホームは、一人飲みのアルコール依存症のリスクについては考慮されていませんでした。

持病のある人にはステイ・ホームも大きなリスク

ステイ・ホーム中に、コロナ太りになってしまった人も少なくないようです。一日中家の中にいるため、つい食べてしまったという人もいますよね。

たくさん食べても、その分だけ運動をすればいいのですが、外出が制限され、運動することができませんでした。それがコロナ太りを生み出したのでしょう。

運動不足は、様々な健康障害をもたらします。たとえば、糖尿病の人には非常にリスクの高い状況が訪れます。

糖尿病にはⅠ型とⅡ型がありますが、Ⅰ型はインスリンが出なくなるタイプです。Ⅱ型は脂肪細胞の増加でインスリンのレセプターの数が減ってくるなどの理由で、インスリンはきちんと出ているのに、うまく働かないというのが主な原因で起こる糖尿病のタイプです。

日本人の場合、95％の人がⅡ型糖尿病。このⅡ型糖尿病の治療に必要なのは、運動であることが最近わかってきました。

ステイ・ホームは、Ⅱ型糖尿病の人にとってリスクの高い状況を生み出してしまいました。いつも以上に食べることで脂肪細胞が増加し、外出が抑制されてウォーキングなどをしないため運動量は減りました。これは、糖尿病を悪化させる方向に働いてしまいます。

高齢者の場合は、ステイ・ホームで外出機会が減り、動かなくなると、ロコモティブ・シンドローム（運動器症候群）のリスクが高まります。フレイル（虚弱）にもなりやすくなります。また、自宅にこもりきりで、他の人と会話をしなくなりますから、認知症のリスクも高まります。一律のステイ・ホームは、持病を抱えた人や高齢者にとっては、健康面でかなりのリスクを生み出してしまったことになります。

でも、政府や自治体からは、「健康のために少しは外に出て体を動かしてください」というメッセージはありませんでした。運動不足による健康障害は深刻ですが、コロナ以外の健康障害については、考慮されていなかったのではないでしょうか。

気の持ちよう、快体験が大切です

コロナ・ブルーをコロナうつにしないために、いちばん簡単かつ大切な方法は何でしょう？

それは、快体験を増やすことです。

ステイ・ホームで楽しいことを見つけられた人は、それを続けましょう。ステイ・ホーム中に外出できなくて、楽しいことができなかったという人は、ステイ・ホームが終わったわけですから、外出して楽しいことをたくさんしましょう。

楽しいことをしていれば、気分がブルーなまま続く可能性は減ってきます。

うつ病の治療のための休養というのは、体の病気の治療のための休養とはまったく違います。

体の治療のためには、家で食事をきちんととって、安静にして寝ていることが一番です。体力を回復させて、免疫力を高め、自然治癒力を高めることで、病気やケガが治っていきます。

一方、うつ病の治療の休養は、寝ていることではなく、楽しいと思うことをすることです。「これをしているときは楽しい」と思えれば、他の時間がずっとつらくても、回復のきっかけになります。

たとえば、外に出て公園に行き、1人でブランコに乗ってみて、「風が心地よくて、気持ちがいいな」「むかし、ブランコ好きだったな」「ブランコって、楽しいな」などと思えると、うつ気分が少し緩和されます。それを契機に、「生きていると、何か楽しいことがあるかもしれない」と思うことにつながれば、回復につながっていきます。

ブランコだけでなく、シーソーにも興味を持ち、咲いている草花にも興味を持つようになり、「おもしろそうだな」「きれいだな」という感覚が増え、興味の幅が回復していくと、うつ気分がとれてきます。

しばらくすると、心が元気になってきて、「仕事がつらかったけれど、仕事にも行ってみようかな」という気持ちになるかもしれません。

家で寝ているだけでは、そういう気分に変わっていくことは考えにくいですよね。ですから、うつ病の治療には、家で寝ている療養ではなく、楽しいことをする療養が必要になるのです。

ブルーな気分をうつ病にしないようにするための方法も同じです。楽しいことを見つけて、どんどんやっていれば、ブルーな気分が緩和され、うつ病にならずに済む可能性が高まります。

つまり、気の持ちようが大事なのです。

次章では、私が実際に診察し、相談を受けた患者さん、また、そのご家族やご友人のケース、あるいは同業の人から話を聞いたケースなどを紹介しながら（もちろん守秘義務がありますから、大幅に改編していますが）アドバイスを加えますので、ご参考になさってください。

第2章

「コロナうつ」の症例を知りましょう

イライラ、怒りが続いたら要注意（自分自身のケース）

Aさんは、会社勤めをしている20代の女性で、一人暮らしをしています。優秀な人で、会社からも認められ、広報部門に勤めています。

会社は、政府からの自粛要請を受けて、在宅勤務を導入しました。Aさんも自宅でテレワークをしながら過ごしています。もともと活動的な人で、趣味を楽しんだり、友達と遊んだりするためによく出かけていましたが、ステイ・ホームを求められて、自宅でじっと過ごしているような状態です。

初めのうちは良かったのですが、1カ月もこんな状態が続き、Aさんは、だんだんイライラするようになり、ちょっとしたことでも腹が立つようになりました。

オンラインでの会議中に回線が切れただけでも、かなり腹が立ち、イライラが募ってきました。

たまに買い物に行くと、公園で遊んでいる人たちがいます。そんな姿を見ると、

「自分はこんなに我慢しているのに」と思って、腹が立って仕方がありません。なぜか、最近、イライラが持続していて、ちょっとしたことでも腹が立つことが多くなってきました。

Aさんのケースは、コロナうつと言えるでしょうか。

イライラや腹立たしさが募っている状態は、一見すると、うつには見えません。でも、うつ病の人のなかには、Aさんのようにイライラや怒りが続く状態の人も少なくありません。

何度も言いますが、うつ病はセロトニン不足が関係していると考えられていますが、セロトニンが不足をしてくると精神の安定やリラックス感を減らします。それは、イライラ感を高め、怒りが増えることで現れることがあります。

「落ち込んでいる」状態だけがうつ病の症状ではありません。イライラや怒りも、うつ病の症状の1つです。

誰でもイライラや怒りは起こりますが、多くの場合は一時的なものであり、しばらくすると解消されます。

でも、うつ病のときには、そういう状態が持続してしまいます。Aさんの場合も、このところずっとイライラ、怒りが続いているようですから、うつ状態になっている可能性も十分にあり得ます。

Aさんの場合、もともと活動的な人のようですが、そういう人がステイ・ホームを強いられ、友達とも会えず、1人でずっと自粛生活を続けなければいけないのは、つらいことだろうと思います。オンライン会議で会社の人とつながっているとはいえ、孤立感も深まっていたのかもしれません。

ステイ・ホームを強いられたことによる、コロナうつの可能性も考えられます。

イライラ、怒りがずっと続くようになったという人は要注意。「イライラ、怒りの持続」も、うつの可能性があると考えてください。

真面目で働きすぎの人こそ危ない（夫のケース）

Bさんは、メーカーの総務部門に勤めていますが、とても真面目な人です。朝早くに出勤し、残業をして夜遅く帰ってくる毎日でした。

新型コロナウイルス感染症が広がっても「自分が会社に行かなきゃ、仕事が回らない」と思って、電車に乗って会社に行き続けていました。

ただ、夜中に何度も目が覚めるようになってきました。朝3時くらいに目が覚めると眠れなくなってしまい、そのまま起きていて、早朝の電車に乗って通い続けました。

奥さんは、「こんな状況だから、在宅勤務にしてもらえば」と言いましたが、Bさんは聞き入れません。

Bさんとしては、「こんな時期だからこそ、自分が会社に行って、みんなが在宅勤務をきちんとできるようにサポートしなければならない」と考えました。

会社もBさんを頼りにしています。Bさんはずっと会社に行き続けて、ヘトヘト状態ですが、それでも頑張り続けています。少しずつ食欲もなくなってきて、体重も減少してきました。

Bさんのような真面目な人は、うつになりやすいタイプです。

◆朝早く目が覚めて、そのあとまったく眠れない。
◆食欲がなくなってきた。
◆体重が減ってきた。

という兆候があれば、うつのサインの可能性があります。

Bさんのように働きすぎの人は、うつに限らず、他の病気になる可能性もあります。早く医者に行くことが大事です。

ところが、これだけの兆候が出ていても、本人が自覚していないケースがほとんどです。責任感の強い人で、仕事のことばかり考えていますので、自分の体調の変化はあまり気にせず、ずっと同じ仕事のスタイルを続けてしまうのです。気づいたときには、うつが重症化しているということもあり得ます。

新型コロナウイルスの自粛要請で、多くの人はステイ・ホームをしましたが、その一方で、医療関係者やライフラインに関わる人たちなどは非常に忙しく働きました。会社のなかでも、ステイ・ホームをする人と、それらの人をサポートする人たちなど、様々な仕事の人がいて、コロナで忙しくなった人もいます。

「こんな時期だから、みんなのために頑張らなきゃ」と思って、オーバーワークになってしまった人もたくさんいたのではないでしょうか。

真面目で責任感が強い人は、大変なときほど一生懸命に働きますので、うつになってしまう可能性が高くなります。

周囲の人や家族が気づいてあげて、病院に連れて行くといったことが必要です。

Bさんの場合、奥さんがうすうす気づいていたようですから、奥さんが病院に連れて行くのが良かったと思います。

とはいえ、「病院に行くとコロナに感染するのではないか」と心配して、受診をためらう人も少なくありませんでした。外出の自粛が求められていたため、難しい時期ではありましたが、うつ病は放置しておくと深刻な事態になることがあるので、病院に連れて行くことが望ましかったと思います。

Bさんの場合は、たくさんの症状が出てきて、すでに治療が必要な状態のようです。医者から療養をすすめられる可能性があります。療養が必要な場合には、会社の休職制度などを使って、しっかりと休んだほうがいいでしょう。

ちなみに、休職などで療養したあとには、リワークプログラムというものを使えば、少しずつ仕事に慣らしていくこともできます。真面目な人は、うつ病で休職して職場に復帰すると、それまでの遅れを一気に取り戻そうとして、頑張りすぎてしまうことがあります。そうならないように、リワークプログラムで少しずつ仕事の状態を回復させていくわけです。

どんな病気も「病み上がり」のときに、一気に前の生活に戻してしまうと、体調が悪化してしまうことがあります。うつ病も同じで、「病み上がり」の感覚を持ちながら、少しずつ前の生活を取り戻していくことが必要です。それを支援してくれるのがリワークプログラムです。

専業主婦は「隠れうつ」になりやすい（妻のケース）

専業主婦のCさんは、昼間は家の中でいつもソファに座っています。家事や買い物はしますが、あとはほとんどソファに座ったり寝そべったりして、テレビを見たりスマホを触ったりしています。

ステイ・ホームを求められたため、Cさんは買い物にもほとんど行かなくなりました。だんだん家事をするのもだるいと感じるようになってきました。

最近は、夜中に目が覚めて、そのあと眠れない日が続いています。夫は妻が夜中に起きて眠れないことに気づいていますが、「昼間にゴロゴロしているんだから、夜眠れなくて当たり前」と思って深刻には受け止めていませんでした。Cさん自身も「眠れなくても、まあ、明日の昼間に寝ればいいわ」と思ってしまって、不調という認識は持っていませんでした。

でも、体のだるさが異様なほど続き、つらくなってきて、ようやく「何か病気じゃないだろうか」と思うようになりました。

Cさんのように、専業主婦の場合は、うつ病に気がつきにくい傾向があります。昼間にだるさが抜けずに、ソファで寝そべっていても、傍目にはいつものことのように見えますから、不調の深刻さに誰も気がつきません。本人ですら気がつきません。でも、食事をつくるのも面倒くさくなってきて、家事を大幅に手抜きしたり、食事もインスタント物ばかりになったりすることがあります。

専業主婦の場合は、もともとステイ・ホームに近い状態ですから、コロナ自粛を契機に急にうつが発症するケースは少ないかもしれません。ただ、もともとうつ傾向を持っている人が、ステイ・ホームをきっかけに、うつの症状を悪化させてしまう可能性は考えられます。コロナのステイ・ホームは、「買い物にも行かなくていい」という口実になりますから、うつの人はますます外出しなくなります。気分転換もできずに、不調を悪化させてしまうことにつながってしまいます。

専業主婦がうつ病になったときには、子供に対してネグレクト状態になって、子供が被害者になることがあります。

昼間は夫が家にいないため、子供がネグレクト状態にあることに夫は気がつきません。残業して夕食を外で済ませてくる夫には、子供が夕食で何を食べていたのかはわかりません。ご飯もつくってもらえず、インスタント食品だけということもあります。うつが回復しないと、そのままずっとネグレクトが続いてしまいます。子供の夕食が毎日、インスタント食品1品ということもあり得るのです。

ステイ・ホームで唯一良かったのは、夫がテレワークで家にいるため、妻の昼間の様子や子供との関係が見えたことです。妻の調子の悪さや、子供へのネグレクトに気づくチャンスが出てきたかもしれません。

専業主婦のうつ病は、誰も見えない状態ですから、「隠れうつ」のようになってしまい、けっこう深刻です。

ワーキング・マザーの場合は、お化粧をしなくなり、髪がボサボサになったりしますので、夫も「何か変だな」と気づきますし、会社でも上司や同僚が「どうしたんだろう」と気にかけます。まだワーキング・マザーのほうが、うつが見つかりやすい傾向があります。

後述しますが、女性のほうが男性よりも2倍くらいうつになりやすいので、調子が悪いと思ったら、家族に相談して、とりあえず、病院に行きましょう。診《み》てもらって病気でなければ安心できますし、病気であれば治療開始は早いに越したことはありません。

「うつ病になった」のか、「呆けた」のか（老親のケース）

一人暮らしの70代後半のDさん（女性）は、わりと活動的で、習い事やサークル活動にもよく出かけていました。出かけるときは、いつも化粧をして、おしゃれにも気を遣っていました。

ところが、ステイ・ホームでサークル活動、習い事はすべて中止。家に閉じこもっていて、ほとんど外に出なくなりました。

ふだんは週に1～2回は、近所のスーパーに行って、買い物をしていましたが、

「高齢者が感染すると死亡リスクが高い」と聞いて、ほとんどスーパーにも行かずに、家の中にいました。買い物は、娘に頼んで、冷凍食品など2週間分くらいを冷蔵庫に入れて、食べていました。娘が来たときはマスク姿で、ほとんど会話をせず、食べ物を置いたら、帰って行くような状況でした。

しばらくステイ・ホームを続けるうちに、足腰の動きも悪くなり、あまり外に出たくなくなりました。着替えも面倒くさくなって、同じものを着続け、食事も簡単な食事で済ませるようになりました。

物忘れもひどくなったようです。たまに母親の元を訪れていた娘は、あれだけ活動的だった母親が、急に物忘れがひどくなり、「呆《ぼ》けたんじゃないか」と感じるようになりました。

高齢者は、コロナ感染のリスクが高いと言われ、ステイ・ホームを余儀なくされました。しかし高齢者にとっては、ステイ・ホームも健康上のリスクが大きいのです。

高齢者の場合、外出したり、歩いたりしなくなると、筋力や体の動きが衰えてくるフレイル（虚弱）になりやすいと言われています。

実際、高齢者が自粛期間中に1～2カ月自宅に閉じこもっていたため、体が動かなくなったとか、会話能力が著しく低下したといったケースが報道されています。

高齢者の場合、体を動かさず、誰とも話をしない状態が続くと、体が衰え、会話能力も衰えます。外にも出ず、会話もしないと、刺激が少ないため、脳の働きが衰え、精神的な活力がなくなって、うつ病になることもあり得ます。

ところが、高齢者の場合は、「うつ病になった」とは捉えられず、「呆けた」という捉え方がされてしまいます。症状の重いうつ病の場合は、1週間くらい着替えをせずに同じ服を着ていることがあるため、周りの人には「呆けた」ように映ります。

「認知症になったのかな」と思ったときに、家族は介護保険の申請を考えることが多いので、おそらく医者に診断してもらうはずです。そこで、うつ病が発見されるチャンスはあります。

気の利《き》いた医者であれば、認知症とうつ病を見分けて、うつ病と疑ってくれるでしょう。うつ病の薬を出してくれますから、薬を飲んでいるうちに、うつの症状が回復してきて、着替えをするようになり、ご飯も食べるようになります。記憶も戻ります。うつ病を放置しておくと、脳神経がダメージを受けて認知症のリスクも高まります。それを防ぐためにも、うつ病の早期治療が必要です。

ただ、医者が精神科の知識がなく（内科医の場合は少なくありません）、うつ病を疑ってくれず、家族の言うままに、認知症と診断してしまう場合もあります。認知症患者としてデイケアに行っても、うつ病で活力が低下しているため、アクティビティに参加せずに、うつ病がどんどん進行してしまいます。うつの状態が長引けば、脳神経が痛んで本当に認知症になってしまう可能性も高くなります。

認知症の人は徘徊すると思われていますが、徘徊する人は１割もいません。脳の老化現象ですから、だんだんものぐさになり、おとなしくなって、家から出られなくなる人のほうが多いのが実情です。

高齢者の場合、これまで多趣味だった人が外に出なくなったり、物忘れが始まったり、着替えをしなくなったり、お風呂に入らなくなったりします。

また、「早くお迎えが来てほしい」といった悲観的なことを言い出します。

周りの人は認知症だと思いますが、うつ病の場合も同じ症状が出ますから、認知症とうつ病との見分け方を知っておいたほうがいいでしょう。

われわれプロが見分けるときのポイントは、「各症状が一時期に始まったかどうか」です。

認知症の場合は、脳が徐々に衰えていきますので、ある日突然、症状が出始めることはありません。

「いつごろから物忘れが始まりましたか」「いつごろから着替えをしなくなりましたか」と聞いても、「3年前くらいだったかな」「2年前くらいだったかな」というような回答になります。本人だけでなく、家族も、いつからその症状が始まったかを特定できません。

一方で、うつ病の場合は、着替えをしなくなるのも、物忘れが始まるのも、外出しなくなるのも、ほぼある1カ月くらいにまとまって始まります。

「いつごろからですか」と聞くと、「去年の3月くらいから、私、急にバカになっちゃったんです」と答えてくれたりします。自覚症状がない人もいますが、家族が「去年の

3月くらいから急におかしくなった」と、その変化に気づいていたりします。全部の症状が去年の3月くらいから始まったというときには、うつ病の可能性が高まります。

認知症の場合は、どの症状が最初に始まるかはまちまちです。物忘れから始まる人もいれば、外出しなくなることから始まる人もいます。

うつ病の場合は、ある1カ月くらいのあいだに急に食欲がなくなった、外出もしなくなった、眠れなくなったというケースがほとんどです。ある一定時期に同時に調子の悪さが発現します。

高齢者の場合、認知症かどうかを確かめるために、医者は年齢を聞きます。

意外と誤解されているのは、生年月日を聞くことと年齢を聞くことが同じだというものです。でも、この2つは同じではありません。

誕生日は一生変わらないものですから、かなり重くなるまでは認知症の人でも覚えています。「生年月日を言ってください」と言うと、かなり認知症が進んでいる人でも「昭和○年○月○日です」と答えることができます。ところが、「今、何歳ですか」と聞くと、途端に答えられなくなるのです。年齢は毎年変わるものですから、「83歳だったかな、85歳だったかな」と、わからなくなります。

ですから、認知症かどうかを確かめるときには、誕生日ではなく、年齢を聞いたり、今日の日付を聞いたりします。年齢以上に答えられないのが、今日の日付です。

高齢の親を見て「認知症かな」と思ったら、「今日、何日だっけ？」と聞いてみるのがいいかもしれません。もちろん認知症でなくても答えられないことはあるのですが、新しいことが覚えられなくなっている可能性があります。うつ病の記憶障害も新しいことから記憶が悪くなります。一方、息子や娘から「今、何歳？」などと聞かれたら、ちょっとバカにされているような気がしますから避けたほうがいいかもしれません。

そのあとに、「ちゃんと眠れてる？」と、睡眠の状態も聞いてみましょう。

休校期間が長く続いたために……（息子・娘のケース）

中学2年生女子のEさんは、わりと学校が好きで、友達といつも楽しく過ごしていました。ところが、2年生の終わり頃に新型コロナウイルスによる休校になり、学校へ行けなくなってしまいました。

Eさんは、学校は好きだったものの、家族とはうまくいかず、家族のことでずっと悩んでいました。

学校に行けなくなり、父親はテレワークで一日中家にいて、母親も、ずっと家にいる状態になりました。これがEさんにとっては、とても苦痛でした。

学校に行けば、家のことを忘れて楽しく過ごせたのに、家にいなければいけない。しかも、話もしたくない両親と、ずっと一緒にいなければなりません。毎日、息が詰まって、非常につらい状態になりました。

休校期間が長く続いたため、だんだん元気がなくなり、食欲もなくなってきて、「死にたい」とまで考えるようになってきました。家族といるのがつらいわけですから、家族に相談することはできません。学校にも行けないため、先生やスクールカウンセラーに相談することもできませんでした。

Eさんのように、家族とうまくいかず、家にいることが嫌な子にとっては、休校期間中は非常につらい状況だったと思います。塾や習い事もお休みでした。どこにも逃げ場がなく、非常に苦しい日々だったでしょう。「死にたい」という気持ちが出てきたのも、無理もありません。

その気持ちを聞いてくれる人もいませんでした。ラインなどで相談できることを知っている子は相談することができますが、そうでないと一人で抱え込んで、完全に行き詰まってしまいます。

親から虐待を受けている子などは、コロナのステイ・ホームは地獄のような日々だったのではないかと危惧しています。

政府の要請で、学校は一律の休校をしましたが、苦しんでいる子たちへの個別のサポートができていたのか、ステイ・ホームのほうがつらい子のサポートができていたのかは疑問です。

一般的な家庭においては、親が子供の健康状態、心の状態に気をつけることが大事ですが、世の中には、親が子供の味方になってくれない家庭もあります。そういう家庭の子供は、他の大人たちがきちんとサポートとケアをする必要があります。ステイ・

ホーム期間だけでなく、アフターコロナになってからも、そういう子への目配りはとても大切です。

コロナで就職活動の目標を見失う（友人のケース）

Ｆさんは、大学３年の女子学生です。真面目で勉強熱心な学生で、高い目標を持って、就職活動にも取り組んでいました。

ただコロナの影響で、３年生の終わり頃からは自宅にこもる生活を余儀なくされました。Ｆさんは、家族と一緒に住んでいますから、ステイ・ホームになっても孤立感はあまりありませんでした。

ただ、この先のことを考えると憂うつで、だんだん意欲もなくなってきました。

就職先として目標にしていたのは、憧れていた航空会社や旅行会社。しかし、コロナの影響で、航空会社も旅行会社も業績は急降下。この先も、コロナのワクチンや治療薬ができるまで、状況が回復するかどうかわかりません。世界に羽ばたいて活躍する姿を思い描いていたFさんにとっては、衝撃的なことでした。

採用も少なくなることが予想され、Fさんは「もうダメかもしれない」と思うようになり、だんだん「私の人生、全然うまくいかない。これからも、いいことなんてないだろうな」と思うようになりました。

なかなか寝つけないようになり、勉強も手につかなくなってきました。もともとは友達づきあいも活発なほうでしたが、だんだん億劫《おっくう》になってきました。オンライン飲み会に誘ってくれても、参加する気になれません。ラインでメッセージがたくさん入ってきても、返事も滞りがちになり、気分が晴れない悶々《もんもん》とした日々が続くようになってしまいました。


Fさんの場合は、典型的なコロナうつかもしれません。コロナをきっかけに、ものの見方が悲観的なものに変わってしまい、気分が晴れず、憂うつな状態が続いています。不眠の症状も出てきて、人づきあいも億劫になってきているようです。こういう友達がいたら、心配ですよね。

Ｆさんは、これまで常に高い目標を思い描き、一生懸命に勉強して、中学受験や大学受験に合格してきたのでしょう。その過程で「努力すれば目標を達成できる」と学んで、頑張ってきたのだと思います。両親の期待に応えようと、頑張ってきたのかもしれません。

でも、コロナをきっかけに、ある意味で人生観まで変わってしまい、目標を見失ってしまいました。「ここまでたくさんの努力をしてきたのに、結局、世の中は、努力しても報われないんだ」という見方になってしまったようです。

Ｆさんにとっては、生まれて初めての挫折感かもしれません。

典型的なうつの症状が出ていますから、まずは、精神科、心療内科に行って、治療をすることです。眠れるようになり、気持ちが少し楽になれば、極端に悲観的な考え方は収まってくるでしょう。

Ｆさんは、おそらく「かくあるべし」思考の強い人です。「私の人生は、こうでなければいけない」「こうあるべきだ」という気持ちが強く、努力を重ねて、ことごとくそれを実現してきたのだと思われます。

ただ今回のコロナは、抗《あらが》いきれないほどの大きな出来事であり、「こうあるべきだ」と思っている自分の人生に大きな壁が現れて、立ちふさがってしまいました。だから、初めて挫折感を味わってしまったのでしょう。

「かくあるべし」思考を、少し和らげてあげる必要があります。うつの治療をきっかけに、カウンセリングや認知療法によって、脳のソフトウェアを変えてあげると、今後の生き方が楽になってくるはずです。

睡眠をとれるようになり、悲観的な考え方が少し和らげば、いろいろな道が見えてきます。

航空業界や旅行業界は、狭き門になるかもしれませんが、それでも落ちるとは限りません。もし受かれば、もっと自信がつきます。

落ちたとしても、「努力が足りなかったとは限らない。こんな状況だから、落ちても仕方のない面がある」と思えるかもしれません。あるいは、「業界の見通しが暗そうだから、かえって落ちたほうが良かったのかもしれない」「海外に羽ばたいて活躍する仕事は、他にもあるかもしれない」と、別の可能性に目が向くかもしれません。

Fさんにとっては大きな挫折かもしれませんが、今後の人生にとっては意味のある挫折になる可能性もあります。両親や友達が親身になって助けてくれて、「みんなが助けてくれた。自分一人で頑張らなくてもいいんだ。もっと人に頼ってもいいんだ。世の中には私を助けてくれる人もいるんだ」と思えるようになれば、人生観にも大きく影響します。

若い人の場合、うつになることが絶対的に悪いことばかりではありません。うつになったことをきっかけに、周囲の人を信頼する人生観に変わったり、少し楽に生きられるようになったりすれば、人生にとって非常に意味のあることです。

そういうきっかけにするためにも、早めの治療が必要です。

ステイ・ホーム中は良かった体調が再び悪化(同僚・部下のケース)

新入社員のGさん(男性)は、会社の先輩と相性が合いませんでした。

先輩に教えてもらわないと仕事のことがわからないので、いろいろと質問するのですが、ほとんど教えてくれず、「教えてもどうせできないだろう」「オマエは何をやらせてもダメだからな」などと、しょっちゅう言われます。

会社に行くと気分が重くなり、体が異様にだるく感じます。それでも、家に帰ると体調は戻るので、次の日には、気を取り直して会社に行っていました。でも、会社に行くと、また体の調子が悪くなってきます。

新入社員として入って、1年目がそろそろ終わりに近づいてきているときに、新型コロナウイルス感染症が広がり、会社から在宅勤務を命じられました。

在宅勤務中は、体調も非常に良く、解放されたような気分でした。先輩とはオンラインでときどき話をせざるを得ませんでしたが、1日に10分か20分程度のことなので、在宅勤務中はそれほど気になりませんでした。

そんな生活が2カ月くらい続きましたが、コロナの緊急事態宣言も解除され、会社からは出社を求められるようになりました。

それから、また急に気分が重くなってきました。「在宅でも仕事ができるのに」と思うと、余計に会社に行きたくなくなります。

コロナに感染したくないし、会社にも行きたくない。ステイ・ホーム中は良くなった体調が再び悪くなり、出社すると、前以上につらい気分になり、体がだるくて仕方がなくなりました。

Gさんの場合は、「新型うつ」と呼ばれる適応障害の可能性が高いと考えられます。不調の原因は、会社の先輩との人間関係であることが、わりとはっきりとしています。

先輩のほうに問題がありそうですが、職場への適応がうまくいかないことから、職場で重いうつ状態になってしまうのでしょう。

ステイ・ホーム中は、原因である先輩から離れていたため、不調が起こらなかったのだと思われます。

解放された2カ月間を過ごしただけに、出社が再開されると、前よりもいっそう抑うつ状態が重くなってしまったのでしょうね。出社日の前日も、「明日は出社の日」と思っただけで、夕方以降、気分は憂うつになってくるかもしれません。

新型うつ、適応障害も、メンタルヘルス不調の1つですから、早い段階での適切な治療が必要です。

ただ新型うつには、抗うつ薬が効きにくいという特徴があります。新型うつは、若い人に多く見られますが、中高年と違って若い人の場合は、セロトニンの不足が起こりやすい年齢ではないため、セロトニン不足によってうつ状態が起こっているのかどうかがよくわかりません。

セロトニンを増やす抗うつ薬が効きにくいので、セロトニン以外の原因が大きいのかもしれません。

若いうちは、人生経験が少なく、ストレス対処能力が十分身についていないことが多いので、それによって不調が起こっている可能性もあります。

新型うつは、薬による治療よりも快体験を増やしてストレスを緩和する手法を身につけたり、カウンセリングや認知療法によってストレスへの対処法を考えてみたり、思考パターンを変えたりする治療が有効と考えられます。そういう意味では、早めの精神科治療が望ましいでしょう。

Ｇさんの場合は、Ｇさんの先輩に問題がありそうですから、１人で抱え込んでいないで、上司や会社の相談窓口などに相談するという方法もあるはずです。そういったことに目を向けてもらうようにサポートすると、新型うつから抜け出せる可能性があります。

第3章
「うつ」の正体を知りましょう

うつ病の人は350万〜500万人

うつ病の生涯罹患率は、日本では約6・7パーセントとされ、15人に1人が一生のうちのどこかの時点でうつ病になる可能性があります。海外では16%という報告もあります。

学校の1クラスが30〜45人くらいとすると、どのクラスでも2〜3人は、生涯のどこかの時点でうつ病になるというような割合です。珍しい病気ではなく、わりと一般的な病気であることがわかるのではないでしょうか。

うつ病というのは、心が強いとか弱いとかそういうものではなく、誰でもなり得る病気です。

精神を鍛錬してきたスポーツマンタイプの人のなかには、「自分がうつ病になるなんて、そんなことはない」「自分はずっと鍛えてきた。自分はそんなに心の弱い人間ではない」と思ってしまう傾向がありますが、そういう人でもうつ病になることはあります。むしろ、「自分はそんなに心がヤワではない」という思いが強い人ほど、うつ病になっても気がつかずに、治療が遅れて重症化させてしまうことがあります。

うつ病は、脳内の神経伝達物質が関係していると考えられており、心が強いとか弱いとか、そういった類いの病気ではないのです。神経伝達物質は加齢によっても働きが衰えてきますから、うつ病は、高齢者は誰もがなり得ます。

「誰もがなり得る病気」と聞くと、心配になる人がいると思いますが、もう１つ大事な点があります。

それは、「早めに治療すれば治る可能性が高い病気」という点です。

どんな病気もそうですが、軽いうちに治療を開始すれば治りは良くなります。うつ病も、重くなってからだと治りにくくなりますが、早く治療を始めれば、治る可能性が高い病気です。完治とまではいかない場合もありますが、寛解（症状が治まって穏やかな状態）には戻ります。

うつ病の有病率（調査時点・期間にどのくらいの人が罹患しているか）は、国際的に見ると約３〜５％です。日本の人口に当てはめると、現在うつ病に罹患している人は、

350万〜500万人程度と推定されます。

2017年の厚生労働省「患者調査」によれば、うつ病などの気分障害（躁うつ病を含む）の患者数は、119・5万人。入院患者が29・9万人、通院患者が89・6万人となっています。これは、うつ病などの気分障害で病院に通っている人の数字です。

300万人以上の人がうつ病に罹患していると推定されますが、病院にかかってい る人はそのうちの120万人ほど。3分の2くらいの人は、病院にかからず、治療を受けていないということです。

早い段階で治療を受ければ治る可能性が高いのですが、治療を受けていないために、ずっと苦しんでいる人、長引いてしまっている人がたくさんいる状態です。

女性のほうが「うつ」になりやすい

うつ病は、女性のほうが有病率の高い病気です。女性は、男性の約2倍。これは世界的に見ても、どの国でも同じような割合です。

なぜ女性のほうがうつ病が多いのかは、よくわかっていません。女性ホルモンの働きや、女性のライフスタイルなどが影響しているのではないかと考えられています。

女性の場合、産前産後うつ（マタニティブルー）というのがよく知られていますが、これも女性ホルモンのバランスが影響しているのではないかと見られています。

エストロゲンという女性ホルモンは、セロトニンの働きを活発にする効果を持っています。セロトニンは前述したようにうつ病と関係の深い神経伝達物質で、セロトニンが減ると、うつ病になりやすいことがわかっています。女性の場合、ホルモンバランスが崩れるとエストロゲンが減り、セロトニンの働きに悪影響を与え、うつ病の発症につながっているのではないかと考えられます。

更年期は、うつ病を発症しやすい時期ですが、これも女性ホルモンの分泌バランスと関係していると見られています。ホルモンバランスが崩れることによって、更年期障害になったり、うつ病になったりするというわけです。

心理要因も影響している可能性があります。女性が更年期にさしかかった頃は、子供が進学や就職をして親離れをする時期。子育てが一段落して、開放感を得る人がいる一方で、子育てが終わってしまって喪失感を覚える人もいます。そういった喪失感も、うつ病のきっかけとなることがあります。

更年期頃からは、親の介護が始まる人も少なくありません。50歳くらいになると、親の年齢は70代～80代です。

日本の場合、「親のことは子供が面倒を見なければいけない」という価値観が強く、お金を払って介護をしてもらうという発想があまりありません。多くの人は「在宅で介護をしなければならない」と考えています。

在宅介護の場合、主婦が介護を担うケースが大半で、女性に介護の負担が集中してしまっている状況です。

若いときは、夫が帰ってこないために一人で子育てをし、子供が手を離れたと思ったら、今度は夫の両親や自分の両親の介護をしなければならない。ホルモンバランスが悪くなってきた中高年期に、こうした介護の負荷が加われば、うつ病になってもおかしくはありません。

女性は、ホルモンとライフスタイルの双方によって、うつ病になりやすいのではないかと考えられます。

しかし女性の場合は、自ら病院で受診する人はあまりいません。女性のほうが男性の2倍うつになる人がいるのに、病院に来るのは男性のほうが多いくらいです。

主婦の場合は、うつ病になって体がだるくて一日中家の中でゴロゴロしている人もいます。病気でなくてもゴロゴロしている主婦もいますから（笑）、主婦が家の中でゴロゴロしていても、誰も変だと思いません。本人も周りも「調子がおかしいのではないか」と思わないので、病院に来る人が少ないのです。

男性の場合は、うつ病になると、会社での仕事がつらくなります。記憶力が落ちてきたり、仕事がまったく進まなかったりして、支障が出ます。自分で不調に気がつくため、病院に行こうとします。

精神科に行くことはほとんどないにしても、どこかの医者にかかり、そこでうつ病が発見されることがあります。

うつ病の場合、脳の働きが低下してくるため、頭を使う高度な仕事の能率が著しく落ちてくるのが特徴です。手を動かしたりする仕事は、ある程度、症状が重くなるまで、それほど大きく能率が落ちることはありません。

女性のなかでも、外に出て仕事をしている人は、「物忘れが多くなった」「何かおかしい」と感じるため、医療機関に行く人もいますが、専業主婦の場合は、家事の能率が下がった程度では、調子が悪くなったとは気がつきません。

ただ、あまりにだるいなどの理由で内科にかかることはあります。

うつ病患者の初診診療科は約65％が内科、約10％が婦人科というデータもあります。ほかの科にかかって、検査にも異常がなく、不眠や食欲不振があるなどの理由で精神科に紹介されることは、日本ではむしろ一般的なパターンなのです。

どうして「うつ病」になるの？

うつ病は、セロトニンという脳内の神経伝達物質が足りなくなって起こる病気だと言いました。最近は薬が進歩していて、脳内（正確には神経のつなぎ目のシナプス内の）

セロトニンの量を正常に戻す薬が、治療に使われます。

ところが、この薬を使っても、うつ病の症状が回復するまでに2週間くらいかかります。うつ病がセロトニン量の減少で起こるのであれば、薬でセロトニン量が増えたのに2週間も症状が良くならないのはおかしな話です。

現在考えられているのは、セロトニン量が減ることによって、脳の神経(ニューロン)を育てる神経栄養因子(BDNF)が減ってくるというメカニズムです。

セロトニンが減少して、神経栄養因子がそのために減って一定期間を経過すると、神経が少し縮んできます。神経が縮むと、神経と神経の隙間が広くなって、神経伝達物質の伝達状態が悪くなり、脳の働きが悪くなるという説です。

セロトニン量を増やす薬を飲むと、セロトニン量が回復し正常化します。それに伴って、神経栄養因子が増え、2~3週間かかって、神経細胞が元どおりになる。神経細胞が修復されると、神経伝達状態が良くなって、うつ病から回復するというメカニズムです。

こうしたメカニズムになっているため、うつ病は治療を開始してから、薬が効き始めるまでに2〜3週間かかると考えられています。

これと関連する話ですが、うつ病を長く患った人ほど認知症になる傾向が見られます。

それは、セロトニン不足の状態が続くことで、神経栄養因子が足りない期間が長くなって、神経細胞が縮んでしまうためと考えられています。神経細胞が縮んで、ボロボロの状態になってしまったために、高齢になってから認知症になりやすいと見られています。

将来の認知症を予防する意味でも、うつ病に関しては早期発見、早期治療が大切です。神経細胞がダメージを受ける前に、早く元の状態に回復させてあげましょう。

脳のソフトウェアの不調

セロトニン不足によって神経栄養因子が減少し、神経が痛むという薬理学的な説以外に、「脳のソフトウェアの不調ではないか」という考え方もあります。コンピュータでもハードの故障と思われたことが、実はソフトのバグだったということは往々にしてあります。

ソフトウェアの不調とは、たとえば、思考パターンが不具合を起こし、極端に悪いことばかりを考えて、別の可能性を考えられなくなるような状態です。

コロナ禍のような重大なことが起これば、悪いことが起こる可能性は高くなりますが、いいことが起こる可能性もないわけではありません。

しかし、思考回路のソフトウェアが「いいことは起こらない」と決めつけて、「100%悪いことだけが起こる」というような考え方に凝り固まっていきます。

「会社は潰れる」「私はリストラされる」「これからもっと悪いことが起こる」「もう、いいことなんて何もない」「私はもうダメだ」「生きている価値がない」と悲観的なことばかりに囚われて、別の可能性をまったく考えられなくなってしまうのです。

他にも、136ページ以降で示すような、うつ病特有の思考パターンになって、そこから抜けられなくなります。ソフトウェアが正常な状態ではなく、偏りのある状態になってしまうわけです。

ソフトウェアの不調なのになぜセロトニンを補う薬が効くのかというと、とりあえずセロトニンを補って脳のパワーを回復させてあげることで、脳が元気になって、ソフトウェアが修復されやすくなると考えられています。

こうした治療法は、「対症療法」と呼ばれるもので、他の疾患でも用いられている治療法です。

たとえば風邪を引いたときには、鼻水が出たり、熱が出たりします。これは、風邪のウイルスでヒスタミンなどの化学物質が出ることによって起こると考えられます。

風邪を引いて病院に行くと、2種類のタイプの医者がいます。

1つめのタイプの医者は、鼻水を止める薬、熱を冷ます薬を出して、とりあえず症状を止める。彼らの言い分は、「鼻水が出て熱が出ていたら、食事も食べられないし、眠れない。食事をとって、よく寝ないと治りが悪くなる。早めに治すためには、熱を下げ、鼻水が出ないようにしたほうがいい」というものです。対症療法は、とりあえず症状を止めて食事をとれるようにし、よく眠れるようにして、免疫力を高めようという考え方です。

もう1つのタイプの医者は、熱を冷ましても根本解決にはならないから、熱冷ましや鼻水を抑える薬を出さないという人たち。「風邪はウイルス性の疾患だから、抗生物質は効かない。薬で熱を冷まし、鼻水をとっても、ウイルスには関係がない。ウイルスを殺す薬はないから、風邪は自然治癒力で治す」という考え方です。実際、風邪は基本的に自然治癒力によって治っていく病気です。

私は、前者の考え方です。熱を冷ましてあげたほうが、食事をとれるようになり、眠れるようになりますから、免疫力が高まって、早く治ると考えています。

うつ病に関しても同じです。セロトニンを増やす薬は対症療法にすぎないかもしれませんが、セロトニンが不足すると不安感が強まってパワーも落ちますから、セロトニンを増やしてあげて、まず元気を回復させる。脳を元気にしてあげたほうが不安感が減って、脳のソフトウェアの修復も早くなるはずです。私は対症療法のほうが、うつの回復を早めると考えています。

実際、カウンセリング的な治療は、うつの症状が重いときは受け入れにくいので、薬で症状を楽にしてから行うことが通例です。

うつは絶対に自然治癒しない

新型コロナウイルス感染症の場合は、治療薬がありませんから、今のところ自然治癒に期待するしかありません。あるいは、効きそうな薬を試し続けているのが実情です。

風邪はコロナウイルス（既知のウイルス）が原因で、新型コロナウイルス感染症もコロナウイルス（未知のウイルス）が原因ですから、風邪と同じように自然治癒があり得るのだと思われます。

アビガンという薬が効いたという報道もありますが、大半の人はアビガンを使っていないのに、回復して退院しています。つまり、ウイルスに対して自分で抗体をつくってウイルスをやっつけているのであり、自然治癒をしているわけです。

もちろん、各医療機関では、熱を冷ます薬を使うなど、対症療法によって体力を回復させ、免疫力を高めて回復を早めることはしたのだろうと思います。医療機関に入院することで、より早く治るようになったのは確かだと思います。

でも、自宅療養していた人たちも回復しています。自宅療養の場合は、時間はかかるのでしょうが、免疫力さえ高まれば、入院しなくても治るのかもしれません。

いずれにしても未知の病気ですから、まだ誰にもそのメカニズムはよくわかっていません。現象から見れば、免疫力の高い人の場合は、自然治癒もあり得るかもしれないという推測はできます。

こうした自然治癒があり得る病気に対して、うつ病は、時間が経っても自然に回復することは期待できない病気です。食事をとって寝ていれば治るという病気ではないのです。

不足しているセロトニンを補ってあげたり、何らかのカウンセリングなどを受けないと、自然治癒力だけではおそらく治らないでしょう。

2013年に出たアメリカ精神医学会のDSM-5という診断基準から、うつ病と躁うつ病は別のカテゴリーの病気と見なされるようになりました。自然に治ったと思われるうつ病は実は躁うつ病で、軽い躁状態になっただけという考え方が強まってきました。一方、うつ病は自然な回復が難しいというわけです。

うつ病の人は「一生治らないんじゃないか」「オレはもうダメだ」「私なんか、生きている価値がない」と思い、物事を悪いほう、悪いほうに考えます。そういった思考パターンの不具合を自分の力で修正することも、まず無理です。カウンセリングや認知療法などでサポートしてもらうことが必要です。

うつ病は、前兆段階なら生活の調整などで回復可能ですが、一定以上に症状が進行した場合は、ハードウェア（神経伝達物質など）、ソフトウェア（思考パターンなど）の両面でのサポートが必要な病気であり、自然治癒力だけで回復することは相当困難と言わざるを得ません。

だからこそ、精神科や心療内科に行って、薬を処方してもらい、カウンセリングなどの心理療法を受けることが重要になります。

うつになる前兆、初期・中期、重症状態

うつには前兆があり、放置しておくと進行していきます。前兆のときに気をつければ、早期回復につながります。

うつ病の前兆としては、次のようなものがあります。

チェックシート

□疲れがとれない
□やる気が起きない
□不安が続く
□イライラする
□物事を決められない
□集中できない

□性欲がなくなった
□寝ても寝た気がしない

あなたは今、これらの症状がありますか？
当てはまる項目が複数ある場合は、すでにうつ病が始まっているかもしれません。
うつ病の初期・中期には次のような症状が出ます。

チェックシート

□ふらふらする
□将来のことが不安になる
□眠れない
□朝早く目覚めてしまう
□眠りすぎてしまう
□体重が減る（体重が増えることもある）

□便秘になる
□頭が痛い
□頭が回らない
□動悸がする
□体が鉛のように重い
□急に多弁になる
□そわそわして、いてもたってもいられない
□クヨクヨする
□物忘れが増える

これらのうちの複数の症状が起こります。あなたの場合は、どうでしょうか？ 当てはまる項目が複数ありますか？

もし複数当てはまるのであれば、精神科や心療内科などを受診されることを強くおすすめします。

重症化してくると、次のような症状が起こります。

チェックシート

- □動きが緩慢になる
- □孤独を感じる
- □常識を外れたレベルの悲観的なことを考える
- □引きこもって外出しない
- □何をしてもむなしい
- □生きる希望がないと思う
- □死について考える

かなり深刻な状況であることがわかりますね。

当てはまる項目が複数ある人は、早く治療を開始しないと、この状態が何週間も何カ月も続いてしまいます。なかには、何十年間も苦しんでいるという人もいます。自殺に追い込まれてしまう人もいます。

うつ病になった人たちがよく訴えるのは、「異様にだるい」という症状です。熱を測ると平熱なのにもかかわらず、熱が39度あるくらいのだるさが、来る日も来る日も続くような感じになります。

こんなつらい状態ですから、誰かに助けを求めることができればいいのですが、それができないタイプの人がうつ病になります。

前述したように、うつ病になりやすいタイプの人には、忍耐強い人が多いので、苦しくても助けを求めようとしません。周りに人一倍気を遣うため、「家族に心配をかけてはいけない」「職場に迷惑をかけてはいけない」と思って、誰にも相談しないことが少なくありません。

問題を一人で解決しようとするため、うつ病が重症化しやすく、そこから抜けられなくなってしまいます。

前述したように、うつ病は、脳内の神経伝達物質が関係していると見られる病気ですから、ある程度重くなってからは、自分の力だけで解決しようとするのは、まず無理です。気持ちの持ちようで何とかなるものでもなく、また、時間が解決するといった自然治癒はあまり期待できません。早く医療機関を受診することが必要です。

うつ病の診断基準は？

医療機関でのうつ病の診断基準には、アメリカ精神医学会の「DSM-5　精神疾患の診断・統計マニュアル」と、世界保健機関（WHO）の「疾病及び関連保健問題の国際統計分類第10版（ICD-10）」（ICD-11が本年発表予定）の2つが使われています。

このうち先行して改訂された「DSM-5」の基準を、わかりやすく言えば、次の9個の症状のうち、①または②を含む5つ以上の症状があり、2週間以上続いているときに「うつ病（大うつ病性障害）」に該当すると診断されます。

チェックシート

□ ①ほとんど毎日、一日中ずっと気分が落ち込んでいる

□ ②ほとんど毎日、一日中ずっと何に対する興味もなく、喜びを感じない
□ ③ほとんど毎日、食欲が低下（増加）し、体重の減少（増加）が著しい
□ ④ほとんど毎日、眠れない、もしくは寝すぎている
□ ⑤ほとんど毎日、話し方や動作が鈍くなったり、イライラしたり、落ち着きがなくなったりする
□ ⑥ほとんど毎日、疲れやすかったり、やる気が出なかったりする
□ ⑦ほとんど毎日、自分に価値がないと感じたり、自分を責めるような気持ちになる
□ ⑧ほとんど毎日、考えがまとまらず集中力が低下して、決断できない
□ ⑨自分を傷つけたり、死ぬことを考えたり、その計画を立てる

繰り返しますが、この9項目のうち、①または②を含む5項目以上当てはまった方で、２週間以上続いている方は、うつ病の可能性が高いと言えます。

念のため、「ＤＳＭ-５」の正確な診断基準を示すと、次のようになります。

A　以下の症状のうち5つ（またはそれ以上）が同じ2週間の間に存在し、前病の機能からの変化を起こしている。これらの症状のうち少なくとも1つは（1）抑うつ気分、または（2）興味または喜びの喪失である。

注：明らかに他の医学的疾患に起因する症状は含まない。

1　その人自身の言葉（例：悲しみ、空虚感、または絶望を感じる）か、他者の観察（例：涙を流しているように見える）によって示される。ほとんど一日中、ほとんど毎日の抑うつ気分

注：子供や青年では易怒的な気分もありうる。

2　ほとんど一日中、ほとんど毎日の、すべて、またはほとんどすべての活動における興味または喜びの著しい減退（その人の説明、または他者の観察によって示される）

3　食事療法をしていないのに、有意の体重減少、または体重増加（例：1カ

月で体重の5%以上の変化)、またはほとんど毎日の食欲の減退または増加
注:子供の場合、期待される体重増加がみられないことも考慮せよ。
4 ほとんど毎日の不眠または過眠
5 ほとんど毎日の精神運動焦燥または制止(他者によって観察可能で、ただ単に落ち着きがないのとか、のろくなったという主観的感覚ではないもの)
6 ほとんど毎日の疲労感、または気力の減退
7 ほとんど毎日の無価値観、または過剰であるか不適切な罪悪感(妄想的であることもある。単に自分をとがめること、または病気になったことに対する罪悪感ではない)
8 思考力や集中力の減退、または決断困難がほとんど毎日認められる(その人自身の説明による、または他者によって観察される)
9 死についての反復思考(死の恐怖だけではない)、特別な計画はないが反復的な自殺念慮、または自殺企図、または自殺するためのはっきりとした計画

B　その症状は、臨床的に意味のある苦痛、または社会的、職業的、または他の重要な領域における機能の障害を引き起こしている。

C　そのエピソードは物質の生理学的作用、または他の医学的疾患によるものではない。

注：基準A〜Cにより抑うつエピソードが構成される。

注：重大な喪失(例：親しい者との死別、経済的破綻、災害による喪失、重篤な医学的疾患・障害)への反応は、基準Aに記載したような強い悲しみ、喪失の反芻、不眠、食欲不振、体重減少を含むことがあり、抑うつエピソードに類似している場合がある。これらの症状は、喪失に際し生じることは理解可能で、適切なものであるかもしれないが、重大な喪失に対する正常な反応に加えて、抑うつエピソードの存在も入念に検討すべきである。その決定には、喪失についてどのように苦痛を表現するかという点に関して、各個人の生活史や文化的規範に

基づいて、臨床的な判断を実行することが不可欠である。

D 抑うつエピソードは、統合失調感情障害、統合失調症、統合失調症様障害、妄想性障害、または他の特定および特定不能の統合失調症スペクトラム障害および他の精神病性障害群によってはうまく説明されない。

E 躁病エピソード、または軽躁病エピソードが存在したことがない。

注：躁病様または軽躁病様のエピソードのすべてが物質誘発性のものである場合、または他の医学的疾患の生理学的作用に起因するものである場合は、この除外は適応されない。

（出典：『DSM-5®　精神疾患の分類と診断の手引』American Psychiatric Association著、髙橋三郎・大野裕監訳、日本精神神経学会・日本語版用語監修、医学書院刊）

これらの基準を見てもらえばわかるように、「他者の観察」によっても診断できるというのが、現在のうつ病の診断基準です。

私は、第一次安倍政権の末期に安倍首相が非常につらそうにしている表情を見て、「うつ病の可能性があるのではないか」と指摘したところ、多くの人から「診察もしないで診断できるのか」と批判を受けました。

たしかに、一般の診療科であれば、診察もしないで病気の疑いを示すのは難しいでしょう。ただし、うつ病の場合は、他者の観察によって、ある程度の診断ができるというのが国際的な診断基準です。

われわれ精神科医の場合は、この分野のプロですから、外部からの観察で、かなりの確度で予測できます。報道も含めると、少なくとも診断基準の5つ以上の症状はあったものと思われます。安倍首相の場合は、他の医学的疾患があったわけですが、他の医学的疾患とうつ病が併発する場合もあります。

世の中一般に、うつ病に対するネガティブなイメージがあるため、首相のうつ病の疑いを指摘したことに対して批判があったのだと思われます。

ただ繰り返し述べているように、うつ病は珍しい病気ではなく、誰にでも起こり得る、一般的な病気です。

うつ病の疑いを否定することよりも、うつ病であるかどうかを早く確認して、うつ病であれば、早期に治療を開始することが大切です。病院で診てもらえば、うつ病ではないとしても、他の疾患が見つかることもあります。どんな疾患も早期発見のほうが、治りが良くなります。

うつ病は、周りの人がある程度の判断ができる病気です。うつ病のサインに気づいたら、医者に行くことをすすめることは、周りの人にもできることなのです。

うつ病の種類と症状は？

前述のように、うつ病は大きく2つに分けられます。

大うつ病性障害（うつ病）と、双極性障害（躁うつ病）です。

大うつ病性障害（うつ病）は、抑うつ状態がずっと続くタイプです。前述の診断基準にあるように、抑うつ状態が2週間以上続きます。ずっと気分が晴れず、ずっと落ち込んでいる状態です。放置しておくと、2週間どころか、何カ月も、何年間もその状態が続くことがあります。

双極性障害（躁うつ病）は、抑うつ状態と躁状態が繰り返されるタイプです。うつ状態のときには、気分が落ち込んで何もやる気が起こらない状態になりますが、躁状態のときには、元気で「何でもできる」と思い込んでしまいます。うつ状態と躁状態が交互に起こりますが、そのサイクルや気分の波の幅は人それぞれです。双極性障害でも2型と呼ばれるものは、躁状態が軽くて気分が良くなったような状態の場合も含みますから、うつ病が治ったように思われることもあります。これが自然治癒と誤解されていたわけです。

このほか、軽いうつ状態が慢性的に続く「気分変調性障害（軽うつ病）」や統合失調症などの症状と混在した「統合失調感情障害」などがあります。

また、正式な診断名ではありませんが、通称「新型うつ」と呼ばれているものもあります。職場にいるときにだけ、うつ状態になり、職場を離れると元気になるというものです。一般的には「適応障害」と診断されます。職場にいるときにだけうつ状態になるため、サボりや仮病ではないかと思われてしまうことがありますが、大うつ病と同じくらいの深刻な症状が出ます。新型うつについては、後述したいと思います（128〜130ページ参照）。

112ページ以降で、うつ病の代表的な診断基準であるＤＳＭ−5を紹介しましたが、5という数字がついているのは、5回目の改訂版という意味です。2013年に5回目の改訂版であるＤＳＭ−5が出ました。

このＤＳＭ−5では、ＤＳＭ−Ⅳまでとは分類が大きく変わりました。双極性障害（躁うつ病）と、大うつ病性障害（うつ病）は、ＤＳＭ−Ⅳまでは同じ分類の疾患群として捉えられていましたが、ＤＳＭ−5からは、別のグループの病気と考えられるようになったのです。

気分の波がある双極性障害の場合は、うつが自然に和らいでいき、躁状態になります。放っておいても治ると思われることがありました。

ただし、躁状態のときに急に態度が大きくなったり、クレジットカードを使って買い物をしまくったり、「自分は何でもできる」という気になって、かなりリスキーなことをしてしまいます。この点が厄介です。自然にうつ病が治るのはいいことですが、双極性障害もかなり大変な病気です。

双極性障害の人は、躁状態のときには調子がいいので、自分から病院に来ることはまずありません。うつ状態になって落ち込んだときに、来院します。

大うつ病性障害（うつ病）なのか、双極性障害なのかを見極めるのは、専門家でも非常に難しいのが実情です。どちらかよくわからないので、うつ病の薬が出されてしまうことも多いのですが、双極性障害の人は、薬を飲み続けても効果がないことが少なくありません。なかなか効果が表れないので、治療期間が長くなったり、あるいは、双極性障害がさらに悪化してしまったりすることもあります。また、うつ病の薬によって躁状態がよけいに早く来たり、ひどい状態になったりすることもあります。

双極性障害の人も、うつ状態のときには非常に悲観的になり、死を考えたりしますが、放っておいても躁状態になっていき、うつ状態は治っていきます。

それに対して、大うつ病性障害（うつ病）は、放っておいても治る病気ではありません。カウンセリングや自分の考え方を変えることも含めて、なんらかの治療的なことをしないと自然に治らないのが大うつ病性障害の特徴ですから、できるだけ早い段階で治療を開始することが必要になります。

しかし、心に不調を感じても、精神科を受診する人はあまりいません。かつての精神科は鉄格子があるところもありましたので、「精神科は怖い」というイメージを持っている人もいるのでしょう。

今は精神科もビル診療になり、きれいなオフィスビルや駅ビルの中にクリニックがあることが通常になりました。以前よりは、ずいぶん行きやすくなっただろうと思います。ただ待合室には、うつ病の人がずらっと並んでいたり、場合によっては統合失調症の人が独り言をつぶやいていたりするため、気が滅入るという人もいます。そういう点では、精神科はまだまだハードルが高い診療科と言えます。

近年は、心療内科という診療科ができたため、精神科よりは行きやすいという人が増え、多少ハードルは下がりましたが、それでも受診しない人のほうが多いのが実情です。

うつ病になった人が最初にかかるのは、前述のように、だいたい内科です。自分では心の病気とは思っておらず、「体が思うように動かない」「慢性的にだるい」というような状態が続くので、内科を受診します。

内科を受診すると、肝臓や腎臓の疾患など体がだるくなる原因をいろいろと調べてくれます。しかし、調べても内科的には何の異常もないとわかり、「精神的な要因かもしれない」という判断がされて、内科から精神科に紹介されます。紹介された精神科の医者が「眠れていますか」「体重は減っていませんか」などと問診していって、うつ病が見つかるケースがよくあります。

「新型うつ」と呼ばれている症状のある人は別です。内科を経由しないで、最初から精神科や心療内科を受診する人がけっこういます。

新型うつの人は、会社の上司が嫌、同僚との人間関係が悪い、会社の雰囲気が合わないなど、会社がストレスになっていることを本人が自覚しています。会社にいるときの体のだるさが異様な状態なので、「病気ではないか」と心配しますが、会社から家に帰ると、普通の状態になります。

一日中だるさが続いているのであれば、内科を受診するかもしれませんが、昼間に会社でストレスを感じているときにだけ異様なだるさが生じるので、「体の病気ではなさそうだ。もしかすると、心理的なものではないか」「ストレスのせいではないか」と考えて、精神科や心療内科を受診するというわけです。

うつ病は心理的な原因がなくても起こる

少し専門的な話をしますと、精神病には次の3種類あります。

1　心因性精神病
2　外因性精神病
3　内因性精神病

「心因性精神病」は、家族が亡くなったり、会社が倒産したり、人に裏切られたりするなど、ショックなことがあったり、大きなストレスがあったりしたときに発症する精神疾患です。

心理的なことが原因と考えられるので、心因性と呼ばれます。コロナによる家族の死、コロナによる倒産・失業などは大きなストレスですから、心因性の精神疾患を生み出す可能性は十分に考えられます。

「外因性精神病」は、脳腫瘍や脳梅毒など、心理的な要因ではなく、脳の病気や病原体などの外的な要因によって起こる精神疾患です。

「内因性精神病」は、心理的な要因ははっきりとしていないけれども起こる精神疾患です。ショックな出来事など心理的な要因があると精神疾患が起こると思われがちですが、心理的な要因がなくても起こることがあります。心的要因、外的要因がないため、何らかの内的な要因が関係しているのだろうというのが、内因性精神病です。いわば原因不明の精神疾患です。

うつ病、躁うつ病、統合失調症などは、内因性精神病にカテゴライズされます。つまり、心理的な要因が明確でなくても起こる疾患であるということです。

新型うつの場合は、原因がはっきりとしています。会社や上司が原因ですから、心因性の精神病と言えます。本人も、精神的なことが要因だとわかるため、精神科や心療内科を受診します。

しかし、一般のうつ病は、とくにきっかけが見当たらず、心理的な面で思い当たることがないことも多いため、精神科の病気だとは自覚できないことがほとんどです。腰痛が続くため、整形外科に行ったら、調べても原因がわからないので、「うつ病ではないか」と判断されて、精神科を紹介されることもあります。

うつ病は心因がよくわからないことも多いのですが、心因がきっかけで起こることも珍しくありません。

たとえば、喪失体験。奥さんを亡くしてしまった旦那さんは、うつ病になることがよくあります。

一般的に言えば、旦那さんを亡くしたときに、奥さんは強いショックを最初は受けますが、ほどなく立ち直って元気に過ごしていきます。

それに対して奥さんを亡くした旦那さんは、ショックから立ち直れず、うつ病になってしまうことが多いようです。心理的なショックに加え、今までやってこなかった料理や家事など、家のことを何もかもやらなければいけなくなり、負荷も増します。いろいろな心労、過労が重なって、うつになってしまう人がけっこういます。

新型うつを甘く見ないで

新型うつは、「上司が嫌だ」「会社に行きたくない」というもので、会社にいるときには熱が39度あるくらいに体が重い状態になることさえあり、非常につらい気分になります。大うつ病と同じくらい深刻な状態です。

ところが会社を離れると、途端に元気になります。新型うつの人のなかには、休日は元気に遊んでいる人もいますから、病気だとは思われず、サボりと思われてしまうことがよくあります。

しかし、本当にサボるタイプの人であれば、おそらく新型うつにはなりません。「会社なんか金を稼ぐために行っているだけだから、仕事は適当にやっておけばいい」と思っている人は、会社で落ち込んでしまうことはあまりありません。

新型うつの人は、どちらかというと「仕事は成果を上げなければいけない」「男たるもの、ちゃんと働かなきゃいけない」と思っています。「かくあるべし思考」が強く、自分で自分にかなりのプレッシャーをかけている人たちです。だからこそ、自分が会社でうまく働けずにいることを不甲斐ないと思ってしまい、落ち込んでしまうわけです。

「自分は不甲斐ない人間だ」「自分はダメな人間だ」と思っていますから、新型うつの人のなかには、自分を追い込んでしまって自殺する人もいます。

周りの人たちは「どうせ、あいつはサボりだろう」と思っていたのに、本人は自殺してしまい、そのとき初めて周りの人が深刻さに気づき、軽く見すぎていたことを反省します。新型うつは、サボりなどではなく、自殺もあり得る、うつ病の一種であるという認識が必要です。

新型うつの発症のメカニズムは、よくわかっていません。適応障害の要素が強いうつであり、若い人がなりやすいため、セロトニン不足とはあまり関係がないのかもしれません。

実際、新型うつの人にセロトニンを増やす抗うつ薬を処方しても、薬があまり効きません。中高年のうつ病は、加齢によってセロトニンが減少してきているため、セロトニンを補うことで回復につながる場合が多いのですが、若い人のうつは、セロトニン不足にはなっていないのか、セロトニンを補ってもなかなか回復につながりません。

若い人の場合は、思考パターンなど、脳のソフトウェア不調の要素が強いようです。人生経験が少ないために、ストレス対処能力がまだ十分に備わっていない可能性も考えられます。

新型うつの場合は、薬よりも、カウンセリングや心理療法によって、ものの見方を柔軟にするとか、自分を責めすぎないようにするといった支援をしたほうが良くなっていきます。

うつの三大妄想とは?

うつ病は、前兆、初期・中期、重症段階と進むにつれて、107〜112ページで示したような症状が現れますが、症状が悪化すると、考え方が妄想レベルになってしまうことがあります。

シュナイダーという学者は、うつ病には、次のような三大妄想があるとしています。

1　貧困妄想
2　罪業妄想
3　心気妄想

貧困妄想は、「これから、どんどん貧しくなっていく」「これから、もう食べていけなくなる」といった妄想です。お金は持っているのに「こんな程度のお金じゃ、とてもじゃないが、一生食べていけない」といったように、貧困ではないのに貧困であると思い込んでしまう妄想です。

罪業妄想は、何も悪いことをしていないのに、「自分は罪深い人間だ」「人に迷惑ばかりかけている」「自分は生きている価値のない悪い人間だ」というように、自分を責めてしまう妄想です。

心気妄想は、病気を心配する妄想です。それほど重い病気ではないのに「重病だ」と思い込んだりします。

ガン・ノイローゼが典型的な例です。医者がいくら「ガンではありませんよ」と言って、検査の結果を説明しても、「日本は告知しない国だから、医者がウソをついているんだ」「見つかっていないだけで、本当は他にもガンがあるんだ」と自分のことを重病だと思い込みます。

「これからどんどん貧乏になる」と思ったら、憂うつな気分になりますし、「自分は人に迷惑をかけている。罪深い人間だ」と思ったら、生きる意欲を失います。「誰も告知してくれないけど、私は重病だ」と思えば、非常につらい気分になります。

妄想という場合、人がどんなに客観的な証拠で説明しても説得不能で、それを信じきってしまう思い込みのことを指します。前述のような妄想は、通常の思い込みのレベルを超え、修正が不能なのです。

こういった妄想を持つと、気持ちはどんどん落ち込んでいって、うつ病が治らなくなります。

統合失調症では、「自分は神様だ」「私はキリストだ」というように思い込む妄想が起こったりする場合は気分が高揚するのですが、「自分はみんなに迫害されている」「自分は殺される」などという妄想の場合は落ち込むことがあります。貧困妄想、罪業妄想、心気妄想は必ず気分が落ち込みます。

また、「私は神様だ」と言っている人がいれば、周囲の人は「ちょっと変だな」と感じて、病気を疑います。でも、「今後もずっと貧乏だ」「周りに迷惑をかけている」「重病かもしれない」というのは、誰もが持つような心配事ですから、周りの人は妄想だと気がつきません。

「考えすぎじゃないの？　だって、あなたは貯金がたくさんあるんだから、あと20年は生きていけるでしょ」と言っても、妄想レベルになると「いや、こんな額ではとても生きていけない」と信じきっていて、訂正できません。「ガンではありませんよ」といくら言っても、「ガンだ」という思い込みが妄想になっている場合、まったく訂正できないのです。

うつ病になると、異様なだるさが毎日続くため、「もう、一生治らないんじゃないか」と心配になります。うつ病がさらに進むと、妄想の域に達してしまいます。貧困妄想、罪業妄想、心気妄想などに苦しめられ、「生きていても仕方がないんじゃないか。生きていても何もいいことはない。死んだほうがいいんじゃないか」という気持ちになっていきます。

そうならないうちに、早く医者に行くべきです。早い段階で治療を開始すれば、うつ病の進行を食い止めることができ、妄想にまで至るのを防ぐことができます。早く対応することが重要なのです。

妄想から拡大自殺も……

うつ病は、本人が自殺をすることはあっても、他人を殺すことはないと思われています。

でも現実には、うつ病による拡大自殺が起こることがあります。わかりやすく言えば、自分一人で死ぬのが嫌だから、見ず知らずの人間を道連れにして死ぬというもの。たとえば、池田小学校事件や秋葉原事件などが拡大自殺の典型例です。彼らは抗うつ剤を飲んでいたことが明らかになっていて、死刑という形で自殺を図ったと考えられます。

アメリカでも拡大自殺は大きな問題となっています。アメリカでは銃を乱射する人がいますが、なぜ銃を乱射するかというと、警察官が自分を撃ち殺してくれるからです。「スーサイド・バイ・コップ（警官による自殺）」と呼ばれています。

うつの人は、落ち込んで活力がなくなりますが、やけになって、周りを巻き込んで拡大自殺をすることもあります。そういうことを防ぐ社会的な意味合いからも、うつ病の治療はとても大切です。

うつ病になりやすい思考パターンは?

うつ病からの回復には、体や脳の状態を整えることと同時に、思考パターンを調整することが必要です。

脳の状態を整えるのがハードウェアの修復だとしたら、思考パターンを調整するのはソフトウェアの不具合修正のようなものです。ハードウェアだけ良くなっても、中に搭載されているソフトウェアに不具合があれば、うまく働いてくれません。ソフトウェアをきちんと整えることが重要になります。

うつ病になると、何でも悪いほう、悪いほうに考えるパターンから抜け出せなくなりますが、これは「不適応思考」と呼ばれています。

不適応思考は、考え方の癖のようなものですから、カウンセリングや認知療法などのトレーニングによって変えていくことができます。認知療法では、人間が陥りやすい不適応思考を以下の12パターン想定しています。

１　二分割思考

これは「白か黒か」「善か悪か」「敵か味方か」「成功か失敗か」など、物事や人物を完全に二分割してしまう考え方で、中間のグレーゾーンは認められない思考パターンです。

コロナへの対応でも、「白か黒か」「善か悪か」で考えてしまった人は、うつ病になりやすい思考傾向を持っています。

二分割思考の人にとっては、善以外はすべて悪で、グレーゾーンがありません。

コロナの自粛で、その人は99％自粛していて、１％自粛しなかったとすれば、「まあ、そのくらいはいいよね。十分にやっているよね」と考える人は、二分割思考の傾向はあまりないでしょう。二分割思考の人は、「その１％で他人に感染させたらどうするんだ。１００％でなければならないんだ」と考えます。

善以外は悪であり、完璧以外は失敗という考え方ですから、ストレスが溜まります。

グレーゾーンを許容して、「多少のことはいいよね」「まあ、いいほうだよね」「少しは進歩したね」「前よりはマシかな」「昨日よりはベター」という考え方ができないため、自分の心を追い詰めてしまうことがあります。

2 過度の一般化

1つの事象を見て、それを普遍化してしまう考え方を「過度の一般化」と言います。

新型コロナウイルスが広がり始め、学校が休校になり始めた頃、渋谷の街を歩いている中高生が、白い目で見られました。

「何のために休校したと思っているの？」という感想を持つのは、おかしなことではありません。人と人の接触を減らすために休校したとされますから、渋谷に出て友達と遊んだり、町の人と接したりすることは、コロナ対策には反します。

そういう感想を持つくらいであれば、おかしなことではありませんが、「今の中高生は、自分勝手で、誰も社会のことを考えていない」と思ってしまった人は、過度の一般化という思考パターンの傾向を持っています。

何人かの中高生が街に出ている姿を見て、すべての中高生に一般化して当てはめてしまう見方です。

実際には、家にいて自粛をしていた中高生がほとんどであったにもかかわらず、一部の中高生を見て中高生全体を一般化してしまうのは、過度の一般化です。

こういう人は、自分に少しでも悪いところがあると、全部悪いと考えてしまうので、うつに陥りやすいのです。

3 選択的抽出

選択的抽出は、ある一面だけを見て、他の面をまったく見ない思考パターンです。1つの欠点をとりあげて、「あの人はダメな人。いいところがない人」と決めつけるのは、選択的抽出をしていると言えます。

たとえば、職場で働いている同僚や後輩を見て、何か欠点が1つでもあると、いいところは目に入らなくなってしまうのが選択的抽出です。

新型コロナウイルスが広がったことで、各店舗は、入り口にアルコール消毒液を配備したり、レジ前でソーシャル・ディスタンスを取ってもらうために、床にテープを貼ったり、レジのところにビニールシートを下げて、顧客との間に仕切りをつくったり、いろいろな工夫をしました。

店に入ったときに、アルコール消毒液が置いていないのを見て、そのことだけが目に入るのであれば、選択的抽出です。たまたまアルコール消毒液が手に入らなかっただけで、ビニールの仕切りやソーシャル・ディスタンスのための措置がとられているかもしれないのに、アルコール消毒液のことだけを抽出しているわけです。

この思考パターンの人は、自分の欠点やうまくいかなかったことばかりに目が行ってしまうので（うつになってしまうと、その傾向がよけいに強まります）、うつに陥りやすいのです。

選択的抽出には、逆のパターンもあります。1つの良い面を見て、その人をすべて信じてしまうというものです。選択的抽出をして、相手のことを信じすぎてしまうと、詐欺被害などに遭《あ》うかもしれません。

4　肯定的な側面の否定

良い面を認めることができず、否定ばかりする思考パターンです。

「あの人は、こんなことをしてくれた。親切な人だよ」と言っても、「いや、それにはきっと裏があるよ。あの人は、いじわるな人だから」「でも、あまり仕事のできない人だよ」などと、良い面をまったく認めません。

新型コロナウイルスの報道では、マスコミは良い面を認めずに否定ばかりするパターンを続けていました。

外に出て歩くことは、肯定的な面もあるにもかかわらず、外出している人に対して「自粛を守れない人がいるんですね」「残念ですね」「こういう人が一人いると周りが迷惑するんですよね」といった感じでした。

マスコミをはじめとして、世の中には他者否定をする人が多いのですが、自分の良さまで否定する人もいます。

自分が仕事で実績を残して褒《ほ》められても、「自分は一流大学出身じゃないし」「自分は頭も良くないし」と、自分の良さを認めることができません。常に否定的に捉えてしまうのです。

大学生の場合なら、「私は一流大学でもないし、こんなコロナ不況のときに、どうせどこも採用してくれない」「私なんか、取り柄もないし、きっと何の役にも立たない」と考えてしまいます。

こういう思考パターンは、うつになりやすいパターンになることは明らかでしょう。

5 読心

読心は、相手の心を読むことです。

本来、相手の心を読もうとすることは、適応的な思考です。「私の今の発言は、この人を嫌な気分にさせてしまったのではないか」「この人は、今つらい気持ちでいるんじゃないか」と相手の心を読むことは、相手の気持ちに寄り添うことにもなり、人間関係においてはとても大事なことです。

でも、人間は神様ではないのですから、相手の心を正確に読むことはできません。

相手の心をすべて読めたかのように思ってしまうのが読心の思考パターンです。

うつ病につながりやすい読心は、根拠もないのに相手の心を読んだ気になり、悪いほう、悪いほうに解釈してしまうパターンです。

友達に話しかけて、相手が笑ってくれたのに、「あの人は私を嫌っている。愛想笑いに決まっている」と思い込んだりします。

コロナの自粛期間中には、職場の人や友達と普段と違うコミュニケーションになったかもしれません。みんな自宅にいますので、家の用事など、それぞれ事情があります。家事や子供の世話が忙しくて、職場の人とコミュニケーションをとっていられない場合もあります。

悪いほうに読心する人は、ステイ・ホーム中にメールやメッセージを送っても、なかなか返事が戻ってこなかったりすると、「あの人は、本当は私のことを嫌っていたに違いない。職場ではつきあいで仕方なく話をしてくれていただけだ」などと受け止めてしまうことがあります。

置かれた状況が変われば、コミュニケーション・パターンも変わりますが、そういう事情には目が向かず、悪いほうに読心してしまう傾向のある人は、うつになりやすいうえに、対人関係もうまくいかないし、ストレスも溜まるでしょう。

6 占い

占いをするかのように、将来のことを悲観的に予想して、あたかもそれが事実であるかのように信じ込んでしまう思考パターンです。

たとえば、恋人関係にある相手に対して、「私は、もうすぐフラれる」と思い込んでしまったり、相手から連絡が来ないと「浮気をしているんだ。やっぱり私はフラれるんだ」と思ってしまったりします。

おそらく、これまでの人生のなかで、悪いことを予想して当たったことが何回かあったのでしょう。そういう経験をもとに、自分の見方は当たると思っていますから、今回も間違いないと思い込んでしまいます。

新型コロナでは、テレビのコメンテーターたちがいろいろな予想をしました。

占い的な思考パターンを持っている人は、テレビのコメンテーターが言っていることを信じて、「きっと、日本で大量の人が亡くなる」「２週間後には、日本はイタリアのようになる」と思ってしまったかもしれません。

「まあ、そういう可能性もあるよね」と思う程度ならいいのですが、「絶対に大量の死者が出る」と思い込んでしまったとしたら、この先が怖くなり、不安になります。気分は沈んで、抑うつ的になることは十分にあり得ることです。

悪い予想にとらわれてしまうと、ブルーな気分、抑うつ気分を生み出してしまいます。

7　破局視

破局視は、すでに起きてしまったことや、近い将来に起こりそうなことが、極端に悲惨になり、自分には耐えられないと考えることです。

コロナ禍では、多くの人が破局視に近い感覚を持ったかもしれません。

「新型コロナウイルスで、世界は破滅するんじゃないか」「日本も、コロナで地獄のような状態になる」「うちの会社は、もうやっていけない。間違いなく倒産する。全員クビになる」「契約社員の私は、絶対に契約を切られる」「家族がコロナで死ぬんじゃないか」「私も、きっとコロナで死ぬんだ」

こんなふうに思ってもおかしくないほどの衝撃が、コロナにはありました。

一時的に破局視になることは誰にでもありますが、しばらくすると極端な見方は減っていきます。でも破局視の思考パターンを持っている人は、ずっと破局視が続き、場合によってはエスカレートしていったりします。コロナをきっかけに、破局視がエスカレートしてしまった人もいるかもしれません。

破局視の思考パターンの人は、仮にワクチンや治療薬が完成して、みんなが「これで、もう大丈夫」と言ったとしても、「いや、そんなことはない。地獄が来る。みんなコロナで死ぬ」という思いが続いてしまい、うつ状態から抜け出せない可能性があります。

危機のときに楽観視するのも問題ですが、あまりにも極端に破局視をしてしまうと、心に大きな負担を与えます。

8 縮小視

自分の成功や、自分の肯定的な特徴を「取るに足らないもの」と思い、実際よりも小さなものとして捉える思考パターンです。4番目の「肯定的な側面の否定」と似ています。自分の良さまで縮小的に見てしまうため、気分は沈みがちになります。うつ病につながってもおかしくない思考パターンです。

縮小視する人は、仕事がうまくいっているにもかかわらず、「そんなことは、どうでもいい。プライベートな生活は、まったくおもしろくない。仕事がうまくいっても、何の意味もない」と考えたりします。

コロナの大変な状況のなかでも、「いいこと」は起こっていたはずです。でも、縮小視する人は、そういうことにはまったく気づかなかったでしょう。気づいたとしても取るに足らないことと思って、スルーしてしまったかもしれません。

コロナの大変さに比べれば、取るに足らないことかもしれませんが、「いいこと」は「いいこと」として受け止めることができた人は、おそらくコロナ禍でもうつになるリスクは小さいでしょう。

「いいこと」はありのままに受け止め、縮小視しない思考パターンは、うつになりにくい思考パターンです。

9　情緒的理由づけ

今感じている感情に沿って判断してしまう思考パターンです。

この思考パターンの人は、気分がいいときには「すべてうまくいっている。これからも、すべてうまくいく」と、行け行けドンドンで判断します。

たとえば、株価が５％下がった場合に、気分がいいときには「心配することはない。こんなのは一時的なものだ。これからもっともっと株価は上がる」と受け止めます。

逆に、気分が落ち込んでいるときや不安なときには、「こんなに株価が下がっている。もう日本はダメだ。株価はもう上がらない。もっと下がるんじゃないか」と判断します。

同じ株価の下落率でも、気分がいいときと、気分が落ち込んでいるときでは、まったく違う捉え方をしてしまいます。

誰でも、気分のいいときには、やや楽観的になり、気分が落ち込んでいるときには、やや悲観的になりますが、それが極端に現れて、事実よりも情緒で決めてしまう思考パターンです。

対人関係においても同じで、好きな人の言っていることは全部正しいと思い、嫌いな人の言っていることは全部間違っていると捉えます。

コロナのニュースを見て、自分の好きなコメンテーターが言っていることは全部正しいと思い、嫌いなコメンテーターが言っていることは全部間違っていると感じた人は、情緒的理由づけの傾向を持っているかもしれません。

情緒的理由づけも、うつから抜け出せなくなる思考パターンです。うつによって気持ちが落ち込んでいるときに、事実よりも情緒によって判断してしまうので、事実がそれほど悪い状態でなくても、気分に影響されて悪いように見えてしまいます。

10 「〜すべき」という言い方

「〜すべき」「〜しなければならない」という考え方の強い人も、うつになりやすい傾向があります。言い換えれば、「かくあるべし」思考です。

「男は外で働いて家族を養わなければならない」と強く思っている人は、つらい状況でも休養をとらずに、会社に行き続けます。「自分が会社に行かなければ、家族の生活費、子供の教育費が出せなくなってしまうかもしれない」と思って、頑張り続けます。

親の介護をしている人のなかには、「親の面倒は子供が見るべきだ」と強く思っていて、人に頼らず自分で何もかもやろうとする人もいます。「プロに任せてしまったほうがいい」「少し手を抜いたほうがいい」と言われても、「私がやるべきだ」と思っていますので、手を抜くことができません。

真面目で一生懸命な人なので、つらくても逃げ道が見つからず、自分を追い込んでしまいます。それがうつにつながっていくことがあります。

コロナの自粛のときに、「自粛要請を守るべきだ」「家にずっといなければいけない」

という考えが強かった人は、少しの外出もしてはいけないと思って、息を抜くことができなかったかもしれません。

「～すべき」「～しなければならない」「かくあるべし」という考え方が強すぎると、それができなくなったときに、過度に落ち込んでしまいますし、ブルーな気分が、なかなか回復しないことがあります。

11 レッテル貼り

「勝ち組」「負け組」のように、わかりやすいラベル（レッテル）をつけてしまうのが、レッテル貼りです。

仕事でミスをした人に対して、「あの人は無能だ」と決めつけるのも、レッテル貼りです。「選択的抽出」「過度の一般化」とも関係していますが、100のうちの1つか2つを抽出して、100全部に当てはめて、ラベルを貼ってしまいます。

人は、いろいろな能力を持っています。1つのミスで「あの人は無能だ」と決めつけるのは、選択的抽出であり、過度の一般化であり、レッテル貼りです。

コロナによって、非正規社員の人のなかには、仕事が急減した人もいます。今後も仕事があるかどうかわからない状態になった人から見ると、公務員や大企業の正社員は、雇用不安もほとんどなく、給料が減る心配もないため、「勝ち組」に見えてしまったかもしれません。

でも、そういうレッテルは自分を「負け組」と見てしまうものであり、自分を苦しめます。置かれた状況は苦しいものであっても、レッテル貼りをしない思考パターンのほうが、心が苦しまずに済みます。

12 自己関連づけ

何か出来事があると、自分に関連づけて、自分に原因があると考えてしまう思考パターンです。すべて自分と関連づけてしまうので、気持ちの休まる時間がありません。心労でヘトヘトになってしまいます。

こういう思考パターンの人は、オンライン飲み会で自分が何かを言ったあとに、画面上の人がオフラインにしたりすると「私が何か言ったせいかもしれない」と、自分と関連づけて、落ち込んだりします。

オフラインにした人は、たまたま用事ができただけかもしれませんし、トイレに行ったのかもしれません。パソコンの回線の通信具合が悪くなったといった事情かもしれません。

でも、そういうふうには考えずに、「私のせいだ」と思ってしまうのです。偶然起こったことでも、自分と関連づけてしまいます。

日常生活のあらゆることで、自分と関連づけていたら、心がヘトヘトになるのは無理もありません。

こういう思考パターンも、うつ病につながりやすいのです。

精神科と心療内科、どっちがいいの？

さて、心の不調を感じたときには、どの診療科に行けばいいのでしょうか。

精神科、心療内科、神経科などいろいろな診療科があります。病院名としては、メンタルクリニック、神経クリニックなど、クリニックという名前がついているところも少なくありません。

本来、うつ病の治療にいちばん適しているのは精神科です。しかし、多くの人にとって精神科はネガティブなイメージがあるため、精神科に行こうとはしません。精神科の看板では患者さんが来てくれないため、心療内科、神経科という診療科を名乗って精神科をやっているところも少なくありません。

神経科というのは、もともとは脳神経を臓器として扱う科でしたが、そこに精神科的要素が加わっていきました。その後、脳や神経の器質的な問題を扱う内科系の神経内科と、精神のことを扱う精神科系の神経科に分かれていきました。今は、神経科というのは、ほぼ精神科です。

心療内科は、九州大学医学部教授だった池見酉次郎先生が始めたものです。ぜんそくや胃潰瘍のように心理的な原因で内科の病にかかることがあります。薬だけではなかなか治りませんので、カウンセリングなど心理治療などによって、心の具合を良くしてあげることで病気を治そうとしたのが心療内科です。もともとは内科的な疾患の治療のための診療科から派生したものです。

実は、大学医学部の精神科の教育には大きな問題がありました。全国に82も医学部があるのに、精神科の主任教授がカウンセリングの専門家という医学部は1つもないのです。つまり、精神科の医局に入った人は、カウンセリングのトレーニングをろくに受けずに、薬の処方を中心に勉強するわけです。

精神科にかかると話をまったく聞いてくれずに、薬だけ処方されるというケースがよくあり、それも精神科が敬遠されてしまった理由の1つです。

あなたは、うつ病になったときに、どういう医者にかかりたいですか？　薬を出されて「これを飲んでください」で終わってしまうだけでいいですか？　やはり自分の悩みや苦しみを聞いてほしいですよね。

そのニーズに応えてくれるのは、どちらかというと心療内科の先生でした。心療内科の医者は、カウンセリングや自律訓練法や心理療法などのトレーニングを受けています。患者さんのニーズに合っていたのです。

ただし、大学の医局で心療内科にいた医者に限られます。現在、心療内科の医局は全大学で10くらいしかありません。

このような事情で、そうでなくても精神科というのが敬遠されるのに、精神科には患者さんが行きたがらず、心療内科に患者さんが来るようになっていきました。やがて、精神科医が開業するときに、心療内科を名乗るケースが出てきました。今では、精神科医が心療内科医を名乗るのは普通のことになっています。

心療内科出身で、心療内科を名乗っている医者ならいいのですが、精神科出身で心療内科を名乗る人の場合、カウンセリングのトレーニングを受けていないことが難点です。軽いうつの場合は、薬よりもカウンセリングのほうが良くなることが多いのですが、精神科出身の心療内科医はカウンセリングを軽視する傾向があります。

患者さんにとって申し訳ないことなのですが、看板の診療科名と実際の診療スキルが一致していないことがあり、実態はまちまちです。ですから私は、相性の良い医者に治してもらえるように、できれば「ドクター・ショッピング」(精神的・身体的な問題について、医療機関を次々と、また同時に受診すること)をしたほうがいいと思っています。

うつ病の治療法は？

うつ病には、いくつかの治療法があります。治療法は、医者に診察してもらったうえで、医者の判断と自分の希望などを合わせて検討するようにします。症状が良くならなかったり、その治療法がどうしても自分に合わないと思ったら、主治医に相談をしてください。

ここでは、代表的な治療法を紹介します。

◆薬物療法

うつ病は、セロトニンの不足によって起こると考えられているため、治療には脳内のセロトニンを増量する薬が使われます。最近ではノルアドレナリンも関与していると考えられ、それを増やす薬も使われます。主な治療薬としては、ＳＳＲＩ（選択的セロトニン再取り込み阻害薬）、ＳＮＲＩ（セロトニン・ノルアドレナリン再取り込み阻害薬）などの「抗うつ薬」があります。

昔からよく使われてきた薬としては、「三環系抗うつ薬」があり、その副作用を弱めた「四環系抗うつ薬」もあります。この手の古いタイプの抗うつ剤は副作用が多いとされているのですが、これらの薬のほうが効く人もいるので捨てがたいのです。このほか、症状に合わせて、不安感を取る「抗不安薬」や、眠れるようにする「睡眠導入薬」や、気分を安定させる「気分安定薬」などが使われます。

薬が効くのは、だいたい6割くらいの人です。薬によってかなり症状は良くなっていきますが、薬が効きにくい人には、他の治療法が用いられます。

◆カウンセリング

軽症うつに関しては、日本うつ病学会の治療ガイドライン（2012年）で、薬物療法の前に、カウンセリングや心理教育を行うことが推奨されています。

軽症うつの場合は、つらい思いを聞いてもらうだけで、気持ちが軽くなることがあります。医者やカウンセラーと信頼関係を築き、一緒に解決法を探していき、うつのつらい症状を和らげていくというものです。

◆認知療法

１３６～１５３ページで見たように、うつ病になりやすい人は、何らかの不適応思考パターンを持っていることが少なくありません。その思考パターンがあるために、気持ちが抑うつ的になり、自分で自分を追い詰めていってしまいます。ですから、認知パターンを変える支援をする認知療法が効果を上げることがあります。

認知療法は、アメリカの精神医学者アーロン・ベックによって考案されたもので、アメリカでは高く評価されて普及してきました。それが日本にも入ってきて、認知療法を取り入れる医者も増えてきました。

最大のポイントは、自分の認知パターンに気づくことです。不適応な認知パターン、偏った認知パターンに気づくことで、悲観的になりすぎていたことを知り、少しずつ変えていくことができます。認知パターンを変えていくことで、再発予防にもつながります。

若い人の場合は、抗うつ薬が効かないこともあるため、認知療法が効果を上げることが珍しくありません。

◆認知行動療法

認知療法の一種です。行動面も含めて、不適応な認知行動パターンを変えていくのを支援するのが、認知行動療法です。

◆ECT（電気けいれん療法）

脳に弱い電気ショックを与えることによって、脳内を整えていく治療法です。昔は怖い治療のように思われていましたが、麻酔をかけ、筋弛緩剤を使うことでけいれんをさせないやり方なので、現在では安全な治療法と考えられています。ＥＣＴは、妄想や幻覚などを伴う精神病性うつ病に効果があるとされています。

◆TMS(経頭蓋磁気刺激)

磁気を使って、非接触で脳内に電流を流し、うつ病と関連する脳の領域を刺激する治療法です。日本ではまだ導入している病院は少なく、1回5万円ほどの治療を30~40回くらい続けなければいけませんので、お金がかかります。しかし、副作用は少なく、5~6割程度の人に効果があるとされます。抗うつ薬が効かない人などが、TMSを受けることがあります。

◆高照度光療法

うつ病のなかには冬期うつというものもあります。冬の時期にうつになるものですが、これは、冬期の日照時間の短さと関係があると考えられています。光がいかに重要かを表しています。

光を浴びないとセロトニンの量が減ってしまいますが、うつ病になると、暗い部屋に閉じこもってしまう人も少なくありません。

高照度光療法は、非常に明るい光を1日1~2時間程度照射する治療法です。光を浴びることで、症状が回復していくことがあります。

◆運動療法

適度な運動をすることで、うつの症状を和らげるというものです。適度な運動をすると、気分が良くなりますし、運動は脳のセロトニン量を増やすと考えられています。ウォーキング、ジョギング、サイクリングなど心臓に負担にならない程度の有酸素運動を行います。

◆環境調整

ストレスの高い職場など、外的環境に影響を受けて、うつになっている場合もありますから、環境を調整することも、うつからの回復には重要です。

第４章

今すぐできること、しなくていいこと

「お父さん、眠れてる？」

２０１０年に内閣府は、自殺予防対策として「お父さん、眠れてる？」というポスターをつくって、啓発活動をしました。

女子高校生がお父さんに呼びかける図柄のポスターでした。ポスターには、「疲れているのに2週間以上眠れない日が続いている。食欲がなく、体重が減っている。もしかしたら、『うつ』かも。眠れないときは、お医者さんにご相談を」という文字が書かれていました。

当時は、自殺者数は１９９８年から12年連続で3万人を超えていました。２０１０年当時はリーマンショックからの回復も遅れていたことに加え、1ドル＝80円台の超円高やデフレが続き、景気が回復せず、自殺者が高止まりしていました。

その後、２０１１年に東日本大震災もあり、経済的苦境がさらに長引き、自殺者はなかなか減りませんでした。当時の経済・生活問題を理由とした自殺者数は、７００

0～8000人というレベルでした。

男性の自殺者数と経済の関係は深いとされています。厚生労働省の「自殺対策白書」によれば、平成28年版の分析では、「景気動向指数（CI、一致指数）の増減と経済・生活問題による男性の自殺者数の増減には、負の相関関係がある」とされています。

つまり、お父さんの自殺は景気とかなりの関係があるということです。景気の悪い2010年頃には、「お父さん、眠れてる？」という啓発は非常に重要でした。

その後、円高が修正され、株価が上昇し、経済が上向いていくにつれて、自殺者数は減っていきました。また、多重債務者への支援活動など、地道な自殺対策も行われたため、経済を苦にした自殺者数は大幅に減りました。さらに、このような啓発活動で精神科にかかるようにすすめたことも有効だったと考えられています。

様々な要因による自殺のなかで、経済・生活問題での自殺者数は、ピーク時からの減少が一番大きくなっています。

トータルで見ると、2019年には、自殺者数は統計開始以来初めて2万人を下回り、過去最低となりました。

しかし、新型コロナウイルスによる移動制限、経済活動自粛によって、世界経済は1929年の大恐慌以来の、あるいは大恐慌を超えるほどの厳しい状況になると予測する向きもあります。世界中でメンタルヘルス問題、自殺問題が深刻化する恐れがあります。

日本国内でも、コロナうつになる人や、失業者、経済困窮者が増え、自殺者が再び増加することが懸念されます。負の相関があるとされる景気動向指数の一致指数は、2020年4月に大幅に落ち込みました。自殺者増のリスクは高まっていると考えられます。

では、どうやってそれを予防していくのか。もちろん、政府による経済対策は非常に重要ですが、その一方で、家族や友人がうつの兆候を見つけてお互いに声をかけ合うことが必要です。それが、「眠れてる?」です。

眠れているかどうかのチェック、食欲のチェックをすれば、うつ病はかなり早い段階で発見することができます。

うつ病でないとしても、不眠や食欲不振は体にとってもメンタルヘルスにとっても深刻な状態です。また、睡眠や食事は、新型コロナウイルスに感染したときの免疫力とも関わってきます。

まずは、眠れているかどうかをチェックしてみることが大事です。

なかなか眠れない。何度も目が覚める。ぐっすり眠れない。明け方に目が覚めてしまって、眠れなくなる。そんなときには、早めに医療機関を受診しましょう。家族や友人など周りにそういう人がいたら、医療機関の受診をすすめましょう。できれば、医療機関に一緒についていってあげるといいでしょう。

食欲もポイントです。食欲がなくなっていたら、一度、医療機関に行って、どこか悪いところがないか診察してもらいましょう。

「コロナうつ」の診療は「不要不急」ではありません

自粛期間中は、新型コロナウイルスに感染するのを心配して、多くの人が外出を控えました。医療機関に行くのを控えた人もたくさんいます。精神科医や心療内科医に行く人も減りました。

しかし、精神科や心療内科での診療は「不要不急」ではありません。心が苦しいときには、すぐに受診するべきです。

前述したように、うつ病は自然治癒する病気ではありませんから、薬やカウンセリングなど医者の支援が必要です。

自粛期間が終わっても、コロナに感染することが心配な人は、精神科や心療内科に行くことをためらうかもしれませんが、放置しておくと進行してしまう可能性があります。自粛や移動制限が解除された今は、ためらわずに精神科、心療内科に行ってください。

不要不急どころか必要で、急いで行くべきだと考えましょう。

「でも、どの精神科に行っていいのかわからない」と思うかもしれません。たしかに、どの先生がいいかはわからないものです。

私は、精神科や心療内科を受診する場合は、先述したように「ドクター・ショッピング」をおすすめしています。

精神科の場合、どんなに名医であっても、医者と患者の相性が悪ければ、病気の状態は良くなっていきません。一般診療科のように、検査データに基づいて診断し、高いスキルで治療を成功させれば良いというのであれば、相性は関係ありませんが、精神科の場合、そういうわけにはいきません。

たとえば、父親との関係が悪くて悩んでいて、それも含めた様々な要因から「うつ病」になった女性が、父親と同じようなタイプの男性の精神科医に会うと、恐怖を感じるかもしれません。

逆に、「父親と同じ世代だけど、こんな話のわかる人もいるんだ」と思えるかもしれません。

これらは、まさに相性です。相性の合う人に治療をしてもらったほうが良くなることは、想像がつくのではないでしょうか。

１軒目の精神科に行って、「この医者は話を全然聞いてくれない」「この医者とは相性が悪い」と思ったら、別の精神科に行ったほうがいいと思います。相性の良い医者に会うまで、何度でも医者を替えてかまいません。ドクター・ショッピングをして、ともかく相性の良い医者を探しましょう。

1回の診察だけでは、よくわからないかもしれません。数回通って、それから医者を替えるという手もあります。

ドクター・ショッピングで相性の良い医者が見つかって、そこから本格的な治療が始まります。薬を飲んでから、症状が良くなり始めるまでに2週間はかかります。

新型コロナウイルスに感染することを恐れるよりも、早く良い医者を見つけることのほうが、早期の健康回復につながります。

これは、家族がうつになった場合も同じです。自分や家族が「うつかな?」と感じたら、すぐに診てもらいましょう。

70代の前期高齢者は「認知症」よりも「うつ」が多い

自分の親を見て、「ちょっと物忘れがひどくなったかな」「ちょっと反応が鈍くなったな」と感じたときに、「呆けたのでは?」と思ってしまいがちですが、うつの可能性もあることを忘れないようにしましょう。

次ページの表は、40代から90代までの年代別の心身の状態や、かかりやすい病気などを示したものです。

認知症になるのと、うつ病になるのとでは、どちらが確率が高いでしょうか。WHOが示している「うつ病の有病率3～5％」と比較しながら考えてみてください。

60代までは、認知症の有病率は1％弱です。80代になると大幅に増えて、30％以上になります。その中間の70代は8％となっていますが、70代前半は60代の1％に近い数字です。少しずつ増えていき、70代後半になると、80代の30％に近い数字になっていきます。

つまり、70代前半と70代後半は大きく違うということ。70代前半は、3～5％の有病率のうつ病になる可能性のほうが高く、認知症の可能性はまだ低い状態です。70代後半になると、3～5％の有病率のうつ病よりも、認知症である可能性のほうが高くなります。

前述のように、物忘れが始まって着替えをしなくなったというような場合、どちら

心身状態と罹患しやすい病気

身体	心理	家族	社会生活
検査データの異常が増える。性ホルモンの減少（男性は男性ホルモンの減少が原因の意欲低下などの症状）、感覚器の老化（老眼など）が始まる	出世競争や子どもの受験など競争にまつわる葛藤、老化の否認	配偶者や親のうつ、子どもの思春期、受験	実戦部隊→管理職化、上昇停止
検査データの異常が糖尿病や高血圧などのかたちで病的状況に。生活習慣病や動脈硬化にまつわる疾患（脳梗塞や虚血性心疾患）が増える	勝ち組と負け組の明確化、将来への不安の高まり、老親の衰えにまつわる葛藤	配偶者や親のうつ、子どもの就職	出世競争の終焉
検査データの異常、生活習慣病、動脈硬化による疾患がさらに増える。女性は骨粗鬆症がめだつ。腰痛など持病をもつ確率が高まる。ガンも増える	対象喪失（親の死、職場との別れ、子どもの自立）、自己愛喪失、親の介護にまつわる義務感	親の介護→死、子どもの結婚または非婚	定年→第2の就職
検査データの異常、生活習慣病、動脈硬化による疾患、女性の骨粗鬆症、腰痛などの持病、ガンの増加に加え、さらにロコモなど	対象喪失、自己愛喪失、認知症など老いや病への不安	親の死、配偶者の死、配偶者の介護など（特に女性）	年金暮らしが大半に（無職化）
半数が自立困難、ロコモ、ほとんどの人になんらかのガンが身体のどこかに	老いの受容（これができない際に心身症状、強い不安）、対象喪失（配偶者）、死の不安	配偶者の介護、配偶者の死	独居化
自立の人はラッキー、ほとんどの人がどこかにガン。死因のトップが心疾患に	80代の症状がさらに深まる	子どもが高齢者に	施設介護が前提に

（出典：和田秀樹著『年代別 医学的に正しい生き方』〈講談社現代新書〉）

40代～90代以降の年代別の

	脳	精神症状	認知症有病率	要介護比率（要支援も含む）	ガン死亡率（2013年。人口10万人あたり）
40代	前頭葉の萎縮が始まる。セロトニンの減少（感情の老化の始まり）	うつ病の親和性、セロトニンの減少のための不安、イライラ	1万人に2人	40～64歳で0.4%	43.4
50代	前頭葉の萎縮、セロトニンの減少がさらに進む。脳の動脈硬化も進む	うつ病の親和性、自発性低下	1万人に8人	40～64歳で0.4%	146.8
60代	さらに前頭葉の萎縮、セロトニンの減少、脳の動脈硬化が進む	うつ病の親和性、自発性低下の他、一部暴走老人化することも。定年後アルコール依存などの危険性	1％弱	2％未満	393.0
70代	脳の神経細胞のアルツハイマー型の変化が始まる人が増える。脳の動脈硬化が隠れ脳梗塞のレベルに	うつと認知症の有病率が逆転	8％	9～10％	807.05
80代	ほとんどの人にアルツハイマー型変化、脳梗塞（小さなものも含む）が見られる。実際に脳梗塞、脳出血のため麻痺などの後遺症の残る人が増える	認知症急増、入院時にせん妄	30％以上	40～50％	1581.2
90代	全員にアルツハイマー型変化と脳梗塞（機能は保たれている人でも、脳が若い頃と同じ人はほぼ皆無）	認知症が普通に	70％以上	70％以上	3936.7

の可能性が高いかを考えるときに、70代前半であれば、まずはうつ病を疑うほうが妥当なのです。

一番左の欄の「脳」の項目を見てください。40代からセロトニンの減少が始まり、50代、60代にセロトニンの減少が進んでいくことが示されています。セロトニンはうつ病と関係が深いとされる神経伝達物質で、セロトニンの不足が中高年期のうつ病の原因の1つと見られています。

つまり、40代から70代前半くらいまでの物忘れは、うつ病の可能性が高いということです。男性の場合は、男性ホルモン低下による物忘れもかなり多いので、そのチェックも重要です。

さらに年代が進んで、70代後半くらいからは、脳にアルツハイマー型の変化が始まる人が増えて、認知症の可能性が高まってきます。70代後半、80代以上の場合は、うつ病よりも先に認知症を疑ったほうがいいでしょう。それでも、うつ病の場合は治る病気なので、試しに薬を飲む価値があると思います。

「コロナうつ」になった老親はプロに任せましょう

一人暮らしの高齢者は、ステイ・ホームを求められて、外出する機会が減り、孤立感が強まった人も少なくありません。

また、スーパーに行って近所の人と会ってもおしゃべりの自粛を求められましたから、人と話す機会も極端に減っています。これらは、うつにつながりやすい状況です。

高齢者の親がコロナうつになってしまったら、ともかく抱え込まずに、様々なサポート・サービスを頼ることです。

「親のことだから、自分たちがやらなければいけない」と思い込んでしまうと、負担を背負い込みすぎて、自分のほうが疲弊し、うつ病になってしまうかもしれません。動きの鈍い親を見ていて、イライラして、喧嘩になるかもしれません。

親子関係の悪化の原因ともなりかねませんから、外部の人の助けを借りるほうがいいと思います。

基本的には、外部の人の力を借りてやりながら、補助的に自分たちが手伝うというくらいの心づもりでいるといいでしょう。「自分たちが主」という家族介護の考え方は、無理を重ねることになるだけです。

大事なことは「抱え込まないこと」「助けを求めること」。これは、家族がうつ病になった場合だけでなく、自分が苦しいときも同じです。困ったときには他の人の助けを借りるつもりでいれば、状況を悪化させにくいはずです。

あなたの息子や娘が「コロナうつ」になったら

小・中学校生、高校生や大学生も、みなコロナの影響を受けました。

学校が休みになって、生活リズムを崩してしまった子もいるかもしれません。ゲームばかりしていた子もいるでしょう。

学校が始まっても、分散登校など、慣れないことばかりです。授業の遅れを取り戻すために、学校で追い込みが行われるかもしれません。

うつ病にまでなるかどうかはともかく、「学校に行きたくない」という気持ちになり、コロナをきっかけに不登校になってしまう子もいるはずです。

眠れていない様子、食欲がない様子が見られたり、心の調子が悪いように感じられたら、精神科か心療内科に連れて行きましょう。

若者や子供は、セロトニンを増やす薬が効かないことが多いので、できれば、カウンセリングや認知療法をしてくれる精神科、心療内科を探してください。子供と相性の合う医者に会うまで、何回、医者を替えてもかまいません。相性の良い医者に診てもらったほうが、結果的に早く回復します。

子供がコロナうつになることは、つらいことですが、ものは考えようです。

これを機に、カウンセリングや認知療法によって、ものの見方を変えることができれば、一生の財産になります。「お父さん、お母さんに頼ったら、助けてくれた」「お医者さんも力になってくれた」「病院の看護師さんやカウンセラーの先生も助けてくれた」という経験をすれば、「つらいときには、助けてもらおう」という人生観が芽生えます。また「かくあるべし」思考などから脱却することで、大人になってから、うつ病のリスクが減るかもしれません。

カウンセリングを受けて、人生観が変わり、素直に人に頼れるようになれば、その後の人生が楽になります。それまでは、一人で悩みを抱え込んで苦しんでいた子が、素直に人に助けを求め、苦しさから解放されていけば、「これからも、苦しいときには自分で抱え込まずに人を頼ろう」と思えるようになります。

また、認知療法などによって、ものの見方が変われば、悲観的な考え方一色でなく、別の見方ができるようになります。

「生きていても、この先、何もいいことなんかない」と信じ込んでいた子が、「世の中には、私を助けてくれる人もいるかもしれない」「何か、いいこともあるかもしれない」「学校に行かなくたって、できることはある」と別の可能性を考えられるようになれば、人生が豊かになります。

10代、20代のうちに人生観が変わり、悲観一色でなくなれば、40歳になっても、50歳になっても、60歳になっても柔軟な考え方で生きていけます。コロナうつの治療をきっかけに、大きな財産を得られます。

別の言い方をすれば、思考のソフトウェアを修正して、きちんとしたソフトウェアにしてあげるということです。

きちんとしたソフトウェアになれば、加齢によってホルモンバランスが崩れてセロトニンが減少したようなときでも、何とか立ち直ることができます。ハードウェアの働きが鈍っても、ソフトウェアがしっかりしていれば、時間はかかるかもしれませんが回復していきます。

しかし、ハードウェアだけ治して、ソフトウェアが修正されていなければ、いつまで経っても回復せず、再発することがあります。悲観的なものの見方を変えなければ、薬でセロトニン量が回復し、神経栄養因子が回復して、脳神経回路が正常に戻っても、つらい気持ちは消えない可能性があります。

世の中には、「心の強い人は、うつにならない」と思っている人がいますが、そうではありません。「素直に周りに頼れる人が、うつにならない」のです。

コロナうつは、つらい経験だと思いますが、いろいろなことを学ぶ良い機会にもなるのではないかと思います。

「コロナ離婚」の前に、「コロナ別居」を

ステイ・ホーム中は、四六時中、家族と顔を合わせているような状態になったかもしれません。大邸宅に住んでいる人は別でしょうが、そうではない普通の家庭では、家族とずっと顔を合わせて過ごさなければならなかったはずです。

「家族と一緒にいられて、幸せ」という人はいいのですが、なかには、家族と一緒に過ごして、イライラしたり、ちょっとしたことでも腹が立ってきたりした人もいるでしょう。

夫婦の場合、普段は、夫が会社に行っているか、夫も妻も会社に行っていることが多く、昼間は顔を合わせずに済みます。

しかし、自粛期間中はお互い在宅勤務になったりして、ずっと顔を合わせていなければならなくなりました。一緒にいる時間が長いと、普段は気がつかなかった相手の嫌なところも見えてきます。

相手の嫌なところばかり見えてきて、離婚に結びついてしまった人がいるかもしれません。「コロナ離婚」と呼ばれているものです。

離婚を止めるつもりはありませんが、いきなり離婚に踏み切る前に、まずは別居してみることをおすすめします。いわば「コロナ別居」です。

離れて暮らして、ときどき会う程度なら、嫌なところをあまり見ずに済みます。離れていると、昔仲が良かったときのいい思い出が、ふと浮かんでくるかもしれません。1人で住む寂しさから、人恋しくなることもあります。

ある程度の距離を保ちながら夫婦としてやっていけそうであれば、あえて離婚に踏み切らなくても、現状のままやっていくこともできます。別居することで、費用はかかりますが、それを織り込んでもやっていけそうであれば、コロナ別居を試してみてもいいのではないでしょうか。

距離が近すぎて相手を嫌になることもありますから、「つかず離れず」の距離を取るのです。

うつ病になりやすいのは、オール・オア・ナッシングの考え方をしてしまう人、二分割で考えてしまう人です。オール・オア・ナッシングではなくて、中間もあることに気づいてもらうのが、うつ病の治療が目指していることです。

「四六時中一緒にいる結婚か、まったく別の道を歩む離婚か」というオール・オア・ナッシングではなく、「つかず離れずの婚姻状態」という中間的なものもあります。「別居生活も案外悪くない」と思えれば、別居もありではないでしょうか。

コロナ離婚というのは、社会的に見れば、定年離婚が10年、20年早まったと捉えることもできます。

定年離婚は、60歳あるいは65歳で夫が定年してからの離婚です。夫が四六時中ずっと家にいるため、夫の悪い面ばかりが見え始めた妻が、嫌になってきて離婚を言い出すケースが多いようです。

それまで仕事でバリバリと働いて、カッコいい面があった夫も、定年後は見る影もなく、濡れ落ち葉のようになってしまう。家事も何もできず、家にいて何もやらない人になってしまうのを見て、がっかりします。「この先、この人と一緒にいても幸せな生き方はできないかも」と思って離婚を決意します。

妻のほうは、夫婦共同の財産を半分もらい、そのうえ年金をもらえば、生活していけます。妻のほうが年下ということも多いですから、まだ十分に働ける年齢です。仕事を持ちながら生活していくこともできます。

女性は、近所の人や趣味の仲間たちともよく交流していて社会活動が活発ですから、一人になってもあまり寂しさを感じないかもしれません。

一方、夫のほうは、仕事がなくなって、何もやることがなくなってしまう。近所づきあいもなく、趣味も特にない。料理・洗濯・掃除など家事もできない。そのうえ、財産は半分妻に持っていかれます。定年離婚をされて、抜け殻のようになってしまう男性もいます。

通常であれば、65歳を過ぎてから、夫の嫌な面ばかりが見えてくるのですが、新型コロナウイルスによって、今その状態が起こりました。45歳、55歳の時点で、朝から晩まで夫婦で一緒にいる状態になったわけです。

その状態に耐えられないのであれば、おそらく、10年後、20年後に訪れる定年後に同じことが起こります。すぐに離婚しなくても、10年後、20年後には離婚する可能性があります。つまり、コロナ離婚というのは、前に述べたように定年離婚が10年、20年早まったようなものなのです。ですから、別居してもやはり嫌というのであれば、離婚という選択肢は否定しません。

でも、考え方によっては、お互いにとって悪いことばかりではありません。65歳を過ぎて離婚をすると、無職の高齢男性の場合は、もうパートナーは見つからないかもしれませんが、45歳、55歳で、仕事も持っていて、ある程度の役職もついている男性なら、次のパートナーが見つかる可能性は十分にあります。

女性の場合は、社会活動をしている人が多いため、60歳を過ぎてもいろいろな出会いがあり、次のパートナーが見つかる可能性は少なくありませんが、それでも40代、50代のほうが次のパートナーが見つかる可能性は、はるかに高いはずです。

コロナをきっかけに本当にお互いに嫌になったのであれば、コロナ離婚も決して悪いことではありません。むしろ、チャンスかもしれません。

そんなふうに考えてみれば、コロナ離婚を恐れることもなくなって、少しは気持ちも楽になってくるのではないでしょうか。

休業補償が出なくても慌てない

「日本は超高齢社会だから大変」と言われますが、実は、超高齢社会のおかげで路頭に迷うことがなくなったとも言えます。

高齢者が非常に多いために、慢性的に介護労働者不足が続いています。月給20〜25万円くらいで良ければ、75歳くらいまでは介護労働者として働くことができます。

介護施設で相談員などとして5年働き続けていると、ケアマネージャーの試験を受ける資格ができます。合格すれば、デスクワークのみの仕事に就くことができるかもしれません。

介護労働者になれば、生活保護を受けるよりも、はるかに良いお金を得られます。

また男性介護士の場合は、力があるため、かなり感謝されます。

もちろん、女性は介護の主戦力である状況は変わっていません。「離婚すると収入がなくなる」と思って我慢している人もいますが、離婚して介護士になれば、生活していけるはずです。

離婚すると、夫と年金が半々になりますから、夫が会社員として厚生年金を納めていれば、半額でも月に10万円くらいは得られるのではないでしょうか。介護の仕事をして20万円くらい加われば、30万円程度にはなります。熟年離婚にも踏み切れるわけです。

以前、「老後2000万円問題」というものが話題となり、「安心して老後の生活を送るには、2000万円を貯めておかないといけない」と実《まこと》しやかに言われました。でも、これは働かずに老後を過ごす場合です。

2000万円の貯蓄がなくても、75歳くらいまで働いて、月々30万円くらい入ってくれば、十分に暮らしていけるのではないでしょうか。

介護労働者の給料が今後も下がらないという保証はありませんが、薄給のおかげで若い人がやりたがらないので、60歳を過ぎても介護労働だけは需要があります。食いはぐれがありません。

リストラされても、失業しても、「健康で体が動けば、75歳までは食いはぐれがない」

と開き直れば生きていけます。また働くことで、脳と体の老化が予防できます。しかも感謝される仕事なので、やりがいもあります。

借金で首が回らなくなった人も、いったん自己破産し、そのあとに介護労働者になれば、食べていけます。「借金が返せない。今後もう生きていけない。死ぬしかない」と考えるのではなく、開き直ってしまえば、借金をなくして、介護労働の職を得て生きていけるわけです。

飲食店経営者は柔軟に考えてみては？

新型コロナウイルスで、飲食店の経営は大ダメージを受けました。国や東京都は売上げが落ちた店に対して助成金を出していますが、前年や前期と比べて減っているというエビデンスを出さないと何の補助も得られません。これからは助成の対象にするという話にやっとなりましたが、今年開業した飲食店は補償の対象になりませんでした。いずれにせよ、減った売上げに対して助成が少なすぎるので、やはり経営状態が厳しいことには変わりありません。

10年間修業して腕を磨き、お金を貯めてようやく開業したら、自粛によって開店休業状態という人もかなりいるそうです。

なかには自分の貯金だけでは足りずに、借金をしている人もいます。「何のために、これまで苦労して働いてきたのか。借金だけが残ってしまった。この先どうしていけばいいのか」と途方に暮れたことでしょう。うつ状態なってしまってもおかしくはありません。

「調理師免許は持っているから、店を畳んで飲食店チェーンにでも勤めようか」と思っても、自粛ムードのせいで大きなチェーン店でも人を採用したがりません。10年間の貯金が吹っ飛び、多額の借金を抱え、店を畳んでも、飲食店に雇用してもらうこともできない、という人もいるはずです。

では、もうダメかというと、そうでもありません。考えようによっては、いくらでも道はあります。

前述のように開き直って、介護の仕事をするのも1つの道です。借金があるなら、とりあえず自己破産をして、借金をなくす。そして、店を畳んで、介護の仕事に飛び込む。グループホームや特養に「調理師免許を持っています。料理ができます」と言って応募すれば、大歓迎されるのではないかと思います。

介護労働者として働けば、月給22万円はもらえます。大きなお金にはなりませんが、高齢者の方々の喜んでくれる顔を見ることはできます。料理をつくってあげて喜んでもらえば、やりがいは得られます。グループホームで住み込みのようなことをさせてもらえるかもしれません。そこで頑張れば、貯金もできて、もう一度店を出せる可能性も出てきます。

飲食店にこだわっているかぎりは、絶望的な気持ちになりますが、介護など別の道に目を転ずれば、光が見えてきます。遠回りに見えても、そのほうが飲食業に復帰できる可能性が高いかもしれないのです。

こういう危機のときには、柔軟に考えられるかどうかが、生き残りの大きな鍵となります。

生活保障、給付金の受け方を調べておきましょう

うつ病は、心理的につらい状況を生むだけでなく、ものの見方が変わる病気でもあります。

仕事をクビになった人は、「もうこれで、自分は一生仕事に戻れない」と考え、伴侶を失った人は、「もう、二度と伴侶を得られない」と考えます。大学生の場合は、「就職先なんて、全然ないかもしれない」「中退したら、まともな就職などない」と不安になります。未来を悲観的に、悪いほうに予測するようになります。

単に悪いほうに予測するだけであればいいのですが、それ以外の可能性を考えられなくなってしまうことが特徴です。

誰でも未来を悪い方向に予測することはあります。「もうダメかもしれない」と。でも、心のどこかで、「何とかなるかも」とか「いいこともあるかも」と考えることができるものです。

「悪いことが99%起こるかもしれないけれど、いいことも1%は起こるかも」と考えられるのであれば、気持ちが回復していく余地があります。

ところが、うつ病の人は100%悪いことが起こると思っていて、いいことが起こる可能性を1%も考えることができません。

伴侶を亡くした人でも、「人生、どんな出会いがあるかわからない」「別の伴侶が得られるかもしれない」と考えたり、クビになった人でも「この機会に別の資格でも取っておけば、食べるくらいのことはできるだろう」と考えたりすれば、それをきっかけに復活していけます。

本当にどうしようもなくなったら、生活保護を受けたり、自治体の様々な支援制度を使ったりすれば、生きていくことはできます。

安心感を得るために、政府や自治体の様々な支援制度をきちんと調べておくのもいいでしょう。今回の新型コロナウイルス関連でも、様々な支援制度が用意されています。

給付金や支援制度などをよく調べて、少しでも安心感を持てるようにしてはどうでしょうか。

かすかな望みであっても、望みを持てるのはとても良いことです。そのためにも、世の中の様々な支援制度を調べてみましょう。

第5章

「心の免疫力」を高める生活習慣を

適度に外に出て、適度に遊ぶ

新型コロナウイルスは未知のウイルスですから、まだ有効な治療薬やワクチンは開発されていません。では、多くの人がどうやって回復したのかと言えば、人間が持っている免疫力です。

自分の免疫によってウイルスを撃退するしか今のところ方法はありませんので、免疫力を高めることが大事です。

免疫力を高めるには、よく食べて、よく寝て体力をつけること。適度な運動も必要です。ただし、それだけでは免疫力は高まらないことがあります。心の面も重要であり、ストレスを緩和することも大切です。

自粛期間中は、外に出て運動することも自粛が求められ、ストレスを発散するために遊ぶことも自粛が求められました。これでは、免疫力は高まりません。

ステイ・ホームで孤立感が強まれば、気分はブルーになり、うつ状態になりますから、これも免疫力を下げてしまいます。

免疫力を高めるには、自粛期間中であっても、適度に外に出て、適度に遊ぶことが必要でした。

自粛が終わった今は、適度に外に出て、適度に遊びましょう。それが新型コロナウイルスに負けない免疫力を高めることにもなります。

大事なことは「心の免疫力」を高めることです。最近は、精神神経免疫学という学問があり、「心の免疫力」は「体の免疫力」とも密接につながっていることがわかっています。「心の免疫力」を高めれば、うつの予防になるだけでなく、新型コロナウイルスの予防にもつながるわけです。

「気の緩みが心配だ」と言う人がいますが、緩めずにずっと緊張していたら、そのほうが健康にとって害が大きくなります。適度に気を緩めれば、免疫力が高まって、心身の不調の予防につながります。

規則正しい生活、質の高い食事を

コロナうつを防ぐには、規則正しい生活を送り、質の高い食事で栄養状態を高めることが大切です。

毎日、同じ時間に起きて、同じ時間に朝食をとる。朝ご飯を抜く人もいますが、朝、食べないと脳の働きが悪くなり、体にも元気が出ませんから、朝ご飯をきちんと食べましょう。

テレワークなどを使って、通勤日を減らしたり、密を避けるために時差出勤をしている人もいるかもしれません。不定期的に職場に行くようになると、日々のリズムが崩れやすいものですが、リズムを崩さないように、朝起きる時間や食事の時間は決めておいて、規則正しい生活を心がけたほうがいいでしょう。

昼は、職場近くで軽い食事をする人もいるでしょうが、夜はきちんと食事をとりましょう。量をたくさんとるというより、バランス良く栄養をとるために、肉も含めていろいろなものを食べることが大切です。

発育盛りの中高生や高齢者の場合は、バランスの良い食事が特に大事とされます。発育段階では体も脳も十分にできあがっていませんから、栄養が偏らないようにして、体や脳を健全に育てることが必要です。元気な体、元気な脳が育てば、コロナへの免疫力も高まり、うつになる可能性も減っていきます。

高齢者の場合は食が細くなって、あまり量を食べられなくなります。量はそれほどとらなくてもいいので、多くの種類のものを食べて、栄養素のバランスを偏らせないことです。

ビタミンやミネラルなどの微量栄養素が足りなくなると、代謝機能が落ちて、体調を崩しやすくなります。また、脳の働きを健康に保つためにも、微量栄養素はとても重要です。

高齢になると食事をつくるのも面倒になり、食事の品目も減ってくることがあります。偏った食事になりがちですから、意識的に多品目の食事をとるようにすると、健康状態も良くなり、免疫力も高まります。

一番いいのは、誰かと食事をすることです。一人で食べていると、自分の好きなものだけを食べてしまったりして、食事に偏りが出ます。誰かと一緒に食べていると、他の人に刺激されて、いろいろなものを食べることが多くなりますし、食事自体も楽しくなります。さらにおしゃべりをすることで気分のリフレッシュにもつながるのですが、新しい生活でそれを避けるように言われるのは残念なことです。

そういう意味でも、新型コロナウイルスの自粛によって、今までどおり人と食事をすることができなくなったのは、大きな健康リスクと言えます。

飛沫感染を防ぐために、みんなが壁の方向を向いて食事をしたり、同席していても会話をしないように食事をしたりすることが求められていますが、こんな食事では、楽しくもなんともありませんよね。

サッと食べて、サッと食事を終わらせる食べ方では、多品目のものを食べることが難しくなり、多様な栄養素をとることができなくなります。

新型コロナウイルスに気をつけるにしても、せめて食事くらいは楽しくとりましょう。それが心の免疫力を高め、うつを防いでくれます。感染の可能性が低い人が相手ならおしゃべりをしていいと思います。

規則正しい生活をして、バランスの良い食事をとることは、睡眠の質の向上にもつながります。

うつ病の場合、多くの患者さんが睡眠障害を抱えています。夜眠れない、朝早く目が覚めてしまってそこから眠れない、昼間に眠たくなる、などの症状を訴えます。睡眠リズムが崩れてしまっている状態です。

睡眠だけを整えようとしても、なかなかうまくいきません。朝起きる時間、食事の時間など、全部のリズムを整えることで、睡眠のリズムを回復させることができます。睡眠リズムを崩さないためにも、規則正しい生活に戻しましょう。

娯楽は大事！ 心から笑うと免疫力が高まります

ブルーな気分を解消し、うつを防ぐには、遊ぶことが必要です。

遊んで、気分を楽しくし、心から笑う。これまでの様々な研究から、笑うと免疫力が高まることがわかっています。

もともと趣味を持っている人は、趣味を再開して楽しんでください。自粛期間中は、ゴルフ、カラオケ、サーフィンなどをしている人は、悪いことをしているかのように報道されました。緊急事態宣言が解除されたあとでは、自粛を求められているわけではありませんから、趣味を大いに楽しみましょう。

「カラオケは狭い空間で人が密になるから、良くない」と言われましたが、一人カラオケなら密にはなりません。声を出して歌うことはストレス発散になりますから、カラオケは健康のためにすごく良いことだと思います。一人カラオケができるなら、それを楽しみましょう。

ステイ・ホーム中に、ネット上で何か楽しみを見つけた人は、それを楽しむのもいいでしょう。映像コンテンツには楽しいものがたくさんあります。

コロナ禍を乗り越えるために、多くのアーティストたちが、ネット上で楽しめるコンテンツをつくったり、オンラインでの演奏・演劇などへシフトを進めました。直接アリーナや劇場に行かなくても、ネット上で楽しめるものは、今後も増えてくるはずです。

新型コロナウイルスによって多くの人は大変な生活を強いられましたが、家の中で楽しめることを見つけた人は、これからの人生を生きていくうえでも、良い機会になったのではないかと思います。

若い人の場合は、今後、長期出張、単身赴任、海外赴任など、家族や友人と離れて一人で生活しなければならない機会はたくさんあるかもしれません。そんなときでも、家の中で楽しめることを持っている人は、あまりブルーにならない過ごし方ができるはずです。

中高年の男性の場合は、定年退職後に何をしたらいいか悩む人がたくさんいます。ある日突然、仕事がなくなってしまい、何もやることがなくなって「暇で暇で仕方がない」と言っている人もいます。この機会に趣味をたくさんつくっておくことは、定年退職後を楽しく過ごすための準備にもつながります。

うつの予防に必要なのは、ちょっとした楽しみをつくっておくことです。

うつ状態になると、不安が強くなり、「このままじゃもうダメ、もういいことなんか何もない、楽しいことなんか何もない」というように、全部を悲観的に考えるようになります。

でも、少しでも楽しめることを持っている人は、「楽しいことなんか、ほとんどないけれど、これをしているときだけはちょっと楽しい」というように、少し違う側面を見ることができます。わずかであっても、そういう楽しみを見つけられるかどうかが、うつが深刻化するかどうかの分かれ道とも言えます。

私たち精神科医がうつ病の治療をするときには、気分が落ち込んでいる人をハッピーな気分にさせてあげられるわけではありません。深く落ち込んでいる人に、「ハッピーな気分に」とか、「プラス思考を」と言っても無理な話です。

治療においては「嫌なことばかりだけれども、いいこともあるよね。どっちもあるよね」という考え方になるように持っていくわけです。そういう考え方であれば、うつ状態の人でも、気分を変えることができないことはありません。

プラス思考にはなれなくても、「悪いことも、いいこともある」という考え方を持つことは、おそらく可能です。

人生は、朝から晩まで楽しいことがあるわけではありませんし、つらいことがたくさん起こります。でも、楽しいこともゼロではないはずです。「ゼロではない」と思えるかどうかがポイントです。

うつではないときに、楽しめることをたくさん見つけて、いろいろな活動をしておくと、ブルーな気分になってうつになりかけたときでも、楽しめるものが気分を少し楽にしてくれて、うつになるのを防いでくれます。

会話も大事！　長電話のすすめ

自粛の引きこもり生活で、家族や友人と会えなかった人もいますよね。

特に、大学生になって親元を離れて一人暮らしを始めた人は、実家に戻ることもできずに、一人ぼっちで生活せざるを得ませんでした。大学に行けば友達ができますが、大学にも行けずに友達をつくることもできない状況でした。

今はオンラインの様々なツールがありますから、一人暮らしをしていても、ネット上でつながることはできます。

でも、会話というものをしないと人は満たされません。文字だけのやりとりでは、気分が晴れないものです。

私は、「長電話」の復活をおすすめしています。孤立感が強い人ほど、長電話をしたほうがいいと思います。

携帯電話どうしなら、契約内容によっては無料や、非常に安く電話ができます。またSNSの通話サービスなら無料です。長電話できる家族、友達を持っておくと、ずっとしゃべっていられます。しゃべる内容は何でもOK。好きなことをダラダラと話しているだけでも、ブルーな気分は和らぎます。顔が見えるテレビ電話でもいいでしょう。

ゴールデンウィーク中には、オンライン帰省が推奨され、「スカイプやズームを使って、オンライン上で実家の家族と話をしてください、それで帰省したことにしてください」とされていました。オンライン帰省でも家族とコミュニケーションがとれます。

これも、長電話と同じような意味合いです。

緊急事態宣言による自粛は終わりましたが、まだまだ新型コロナウイルスの影響は続きます。いつ、第2波による緊急事態宣言の復活があるかわかりません。

長電話ができる友達をつくっておくと、第2波が来たときでも、孤立感が和らいで、ブルーな気分をうつにしないことができます。

「オンライン飲み会」終了後は飲酒を控える

オンライン飲み会も、どんどんやりましょう。

繁華街での感染者が多いという報道があるため、なかなか外飲みができない人もいます。

外で飲めないのであれば、自宅でオンライン飲み会をしましょう。自宅で飲んでいれば、終電の時間も気にせずにずっと飲んでいることもできます。眠くなったら、「はい、お開きね」と言って、そのまま眠ればいい。

テレワークの人は翌日会社に行かなくてもいいわけですから、気楽にお酒を飲むことができます。お酒とおつまみを買ってきて食べていれば、お店で飲むよりもずっと格安です。

値段は安いし、電車の心配もしなくていいし、次の日の会社のことも考えなくてもいい。それでいて、みんなと楽しくお酒が飲めるので、オンライン飲み会にハマる人もいます。

反対に、つきあいでオンライン飲み会に参加している人は、「抜けられなくて大変」とか「お開きになかなかできない」という不満を持っている人もいます。また、「自粛が長すぎて、オンライン飲み会にもう飽きた」と言っている人もいます。自分が楽しくない飲み会ならば、参加しないほうがいいと思います。

一緒に飲んでいて楽しい人たちだけが、オンライン飲み会を楽しむのがいいでしょう。

ただし、気をつけなければいけないのは、アルコール依存気味の人です。アルコール依存症の人は、オンライン飲み会が終わってお開きになったあとも、一人で飲み続けたりします。これが、アルコール依存症の人にとって一番まずいことです。ますます依存が強まってしまいます。

「オンライン飲み会がお開きになったら、もう飲まない。すぐに寝る」というようにしないと、依存がひどくなります。

実際、オンライン飲み会が続くうちに、どんどんお酒の量が増えていくなら赤信号です。

オンライン飲み会は、自分が楽しめる範囲で、ほどほどにやりましょう。

読書するなら、未知の分野に挑戦を

本が好きな人のなかには、ステイ・ホーム中にたくさん本を読めたという人もいます。読書家にとっては、ステイ・ホームは楽しいひとときだっただろうと思います。

ただ、人間は自分の好きなジャンルの本ばかり読む傾向があります。楽しみという点ではいいことですが、たまには未知の分野に挑戦してみることも、脳の刺激になります。

「興味はなかったけれど、読んでみたらとてもおもしろかった」という本に巡り合えることもあるはずです。これは、読書の幅を広げてくれて、楽しみを広げてくれます。

本だけではなく、映画、お笑い、演劇、ゲームなども、自分の好きなものに偏る傾向があると思いますが、少し幅を広げてみてはどうでしょうか。

今までまったく関心のなかったジャンルの映画、自分があまり見たことのないタイプのお笑いや演劇、やったことがないゲームなど、幅広いことに挑戦してみると、新たな楽しみの種が見つかるかもしれません。

若い人の場合は心配ありませんが、年齢を重ねると、脳の老化現象が起こり、感情も老化していきます。普通の刺激では満足できなくなったり、刺激を感じなくなってしまったりすることもあります。そういうときには、いつもと少し違った刺激が効果的です。

いろいろな刺激を脳に与えてあげるのは、とてもいいことです。

柔軟な脳であり続ければ、うつ的になったときにも思考の幅が保てて、悲観一色に染まることは少なくなるはずです。

早寝早起きで「朝日を浴びる」生活が大切です

人間も動物ですから、自然界のリズムのなかで生きています。朝、太陽が昇って、夕方に太陽が沈む。このリズムに適応させながら動物は生き延びてきました。自然界のリズムに合わせるのが体にとって一番健康的です。

動物のなかには夜行性の動物もいますが、多くの動物は、朝起きて、暗くなったら寝てしまいます。人間も、朝、太陽が昇ったら起きて、外で活動をして、夜暗くなったら寝る準備をするのが自然です。

人間の体内時計は25時間周期で動いていると考えられています。1日は24時間なのに、人間の周期は25時間ですから、1時間ズレています。放っておくと体内サイクルに合わせて25時間のリズムを刻んでしまい、地球のリズムとズレていきます。

では、どうやってそれを調整しているのでしょうか。

有力な説は、朝、太陽を浴びることで24時間にセットし直すというものです。25時間のリズムが、太陽を浴びることで24時間にセットし直され、その日1日を地球のリズムに合わせて生活できるという考え方です。

もし、朝に太陽を浴びなかったとすると、25時間のまま体がリズムを刻んでしまいます。

うつ病が重くなると、太陽の光を浴びるのも嫌になり、カーテンを閉めっぱなしにします。そういう状態がリズムのズレにつながり、うつ病を悪化させる可能性があります。

子供の頃には、早寝早起きの習慣を身につけなさいと言われましたよね。

それを思い出して、早寝早起きのリズムに戻し、朝起きて、太陽の光をたくさん浴びましょう。そうすると、体のリズムが24時間リズムになって、リズムが整ってきます。

ブルーな気分をうつにしないためにも、うつ病から回復するためにも、早く寝て、早く起きて、きちんと朝日を浴びることが大切です。

日の光を浴びることは、セロトニンの生成にも有効とされています。外に出て、少し体を動かしながら日の光を浴びると、セロトニンが生成されるようになり、うつ病の内的要因を抑制してくれます。

お肉を食べると朗らかになる

人間も基本的には肉食動物です。

美味しそうな肉の料理が出てきて、「わぁっ」と歓声を上げ、よだれが出そうになってかじりつきたくなったという経験は、誰にでもあるのではないでしょうか。肉を見ると興奮し、食べたくなります。

魚も、美味しそうな魚料理を見ると食べたくなりますが、お刺身や、焼き魚を見て、よだれが出てくるほど食べたくなることはあまりないのではないでしょうか。

魚より肉のほうが興奮を覚え、食べたくなるものです。肉食動物の本能かもしれません。

肉を見ると、食欲が出てきます。その肉にかじりつくと「美味しい」と思って、喜びを感じます。これが体にとっての元気の素であり、心にとって元気の素です。そして、脳にとっても元気の素となります。

肉にはトリプトファンというアミノ酸がたくさん含まれています。トリプトファンは神経伝達物質のセロトニンの材料になるものです。また、肉に含まれているコレステロールは、トリプトファンなどでつくられたセロトニンを脳に運ぶという説も有力です。

肉を食べることによって、脳内のセロトニンが増え、うつ病を防いでくれる可能性があります。

私は、30年以上高齢者の医療に取り組んできましたが、いろいろな高齢者を見るかぎり、元気な高齢者ほど肉をたくさん食べています。中高年を過ぎると、「胃にもたれるから」と思って肉を控えめにして、魚や野菜を中心にしがちですが、そういう人よりも、肉をパクパク食べている高齢者のほうが元気です。そういう高齢者は、少し太り気味で、肉づきもよく、見た目にも元気そうです。

「コレステロールを抑えなきゃいけない。だから肉を控えよう」という中高年の人もいますが、コレステロールはセロトニンを脳に運ぶだけでなく、男性ホルモンの原料にもなっています。

男性ホルモンも元気の素です。男性は中高年になって男性ホルモンが減ることによって、元気を失い、対人関係にも消極的になっていく人がいます。

その反対に、女性の場合は、中高年になると男性ホルモンの量が増えることがわかっています。男性ホルモンが増えるにつれて、元気になり、活力が出て、対人関係も活発になります。

中高年以上の男性と女性を比べてみると、よくわかるのではないでしょうか。定年を過ぎたお父さんたちは元気がなく、しょぼんとしている。それに比べて、奥さんたちは非常に元気で、食事に出かけて、趣味を楽しみ、旅行を楽しみ、とても活発です。これは、男性ホルモンの影響と考えられています。

活力の素である男性ホルモンを増やすためには、コレステロールをきちんととること。それには、肉を食べることが一番効果的です。

うつ病を防ぐためだけでなく、人生の楽しみのために、美味しそうな肉をどんどん食べましょう。

再び自粛要請が出ても家に閉じこもらない

過度なステイ・ホームは、免疫力を下げることにつながると言いました。新型コロナウイルスから逃れることは大事だとしても、免疫力を下げてしまったら、せっかくの努力が相殺《そうさい》されてしまいます。

再び自粛要請が出たときには、いかに規制をかいくぐって外に出るかを考えましょう（笑）。自粛警察に目をつけられないようにしながらも、自分の健康を守るために、適度に外に出ましょう。

家の中にじっとこもっているのは、コロナ以外の様々な健康リスクを高めます。新型コロナウイルスに感染しなければそれでいいのでしょうか。それとも、健康を保つことが大事なのでしょうか。

どちらが本当の目的かをよく考えて行動することが大事です。

太陽の光を浴びたり、適度な運動をすればセロトニンが増えます。それには、自宅に閉じこもっていないで、外に出ることです。外に出れば、新鮮な空気を吸って酸素交換も増えますし、何よりも開放感を味わえて、気分が良くなります。

再度、自粛を求められたときには、「ステイ・ホーム」＋「適度に外に出る」の両立を目指しましょう。それが、心身と脳の健康にとって大切です。

いちばん危ないのは上司に従順な人

うつ病になりやすいのは、真面目な人、従順な人です。そういう人は、会社員であれば「上司の言うことは絶対だ」と考えてしまいます。

上司が無理難題を押しつけてきても、従うしかないと思って真面目に取り組みます。几帳面な性格なので、細かいところまで気を配りながら、全力でやり遂げようとします。

そういうことを続けているうちに、疲弊してきて、うつ病になってしまうことがあります。

上司と部下の関係を、国と国民の関係に置き換えてみると、新型コロナウイルスでうつになりやすい傾向の人が浮かび上がります。「お上の言うことは絶対だ。お上には従わなければいけない」という思いが強い人ほど、うつ病になりやすいということです。

「政府はあんなことを言っているけど、多少は気晴らししたほうがいいんだよ」とお上に逆らう気持ちを持っている人は、うつ病になる可能性は少ないでしょう。

なぜ全員のステイ・ホームが要請されたかと言えば、誰が新型コロナウイルスに感染しているかわからないからです。新型コロナウイルスに感染している人が歩き回ると、その人が他の人にうつすことになるから、自宅にいるように求められたのです。

感染している人だけがステイ・ホームをするのが本来のあり方ですが、感染していない人も「感染しているかもしれない」という疑いをかけられ、連帯責任で自粛をさせられたわけです。

従順に従うよりも、少しくらい反発心を持ったほうが、心の健康にはかえっていいくらいです。「政府の言うことは絶対だ」という思考ではなく、「政府の言うことは正しいかもしれないけれど、他の考え方もあるんじゃないの?」というくらいに、視点を広げて柔軟に考えられる人のほうが、うつにはなりにくいと言えます。

「コロナうつかな?」と思ったら、周囲に甘えてください

ブルーな気分の段階ならば、生活を整えたり、気分転換をしたりして、気を晴らすことができます。でも、なかなかブルーな気分が抜けず、朝から晩まで一日中つらい状態になるかもしれません。ブルーな気分が長引いているときは、うつのサインです。

「うつかな?」と思ったら、周りの人に甘えてください。

つらいときに誰かに助けを求めることができるかどうかは、状況を悪化させないための一番のポイントです。自分一人で抱えていると、孤立感も強まりますし、袋小路に追い詰められたような気持ちになり、どんどんつらくなっていきます。

「もうダメだ」「これから何もいいことなんかない」と思い始めて、思考の悪循環が始

まります。そうなると、簡単には抜け出せなくなります。

そんなときに周囲に甘えることができる人は、周囲の人から助けてもらえたり、話を聞いてもらえたりします。

甘えることで状況が一変することはありませんが、「これから何もいいことはないと思うけれど、助けてくれる人はいるかもしれない」「つらいことばかりだけれど、支えてくれる人はいる」と思えると、少し視野が広がって、悪循環から抜け出すきっかけになります。

「自分を助けてくれる人がいるんだ」と思えるだけで、ずいぶん違ってくるものです。

いい精神科医、いい心療内科医、いいカウンセラーとの出会いも同じです。

自分と相性のいい精神科医、心療内科医、カウンセラーに巡り会って、その人が親身になって話を聞いてくれて、サポートに当たってくれると、「助けてくれる人がいる」と実感できるようになります。

家族や友人が甘えさせてくれて、話を聞いてくれる。精神科医や心療内科医やカウンセラーが助けてくれる。そんな経験を重ねることで、少しずついい方向に向かっていきます。うつになりかけても、悪化させずに、回復の方向に向かうことができます。ぜひ、周りの人に甘えてください。そして、精神科医、心療内科医、カウンセラーなどにも頼ってください。

和田秀樹（わだ・ひでき）
1960年、大阪府生まれ。東京大学医学部卒業。東京大学医学部附属病院精神神経科助手、米国カール・メニンガー精神医学校国際フェローを経て、現在は精神科医・臨床心理士。国際医療福祉大学心理学科教授。和田秀樹こころと体のクリニック院長。和田秀樹カウンセリング・ルーム所長。一橋大学経済学部非常勤講師。川崎幸病院精神科顧問。著書に『感情的にならない本』（新講社）、『つかず離れず婚』（池田書店）、『私の保守宣言』（ワック）など多数。

「コロナうつ」かな？
そのブルーを鬱《うつ》にしないで

2020年 8 月23日　初版発行

著　者　和田秀樹

発 行 者　鈴木 隆一

発 行 所　ワック株式会社
東京都千代田区五番町 4-5　五番町コスモビル　〒 102-0076
電話　03-5226-7622
http://web-wac.co.jp/

印刷製本　大日本印刷株式会社

ISBN978-4-89831-824-9

好評既刊

日本人よ強《したた》かになれ
世界は邪悪な連中や国ばかり
高山正之

日本を蝕む「武漢・朝日」ウイルスにご注意。これからはチャイナ・ナッシッグの時代だ。中国を封じ込めるための理論武装の一冊としてご愛読を！

本体価格一四〇〇円

「反日謝罪男と捏造メディア」の正体
日本を貶《おとし》める――
大高未貴

B-317

南京「虐殺」の死者は「針小棒大」に、コロナウイルスの病死者は「棒大針小」にする「習近平・中国」。その中国にひれ伏すアンタら、ホンマに日本男子？

本体価格九〇〇円

疑惑
なぜB29は〝反転〟したのか？
長谷川 熙

B-319

敵機警戒警報を解除させ油断させたところに反転して原爆投下。それはトルーマンらによる計算され尽くした「ジェノサイド」だったのだ。戦慄のノンフィクション。

本体価格九〇〇円

http://web-wac.co.jp/

好評既刊

危うい国・日本
百田尚樹・江崎道朗

日本を危機に陥れようとしている「デュープス」をご存じですか（百田尚樹）。インテリジェンス・情報機関の重要性を知ってください（江崎道朗）――論客が日本の危機を論じる。

本体価格一四〇〇円

ならず者国家・習近平中国の自壊が始まった！
宮崎正弘・石平

B-320

武漢ウイルス後の中国と世界はこうなる！ 最強のチャイナウォッチャーが読み解く断末魔の中国。習近平はコロナウイルスを世界に撒き散らし失脚するだろう……。

本体価格九〇〇円

習近平が隠蔽したコロナの正体
それは生物兵器だった!?

河添恵子

B-322

「海鮮市場・コウモリ発生物語」のフェイクニュースを暴き、コロナが人工ウイルスで武漢病毒研究所から漏出した疑惑を徹底検証。到達した結論は？

本体価格九〇〇円